プール活動レベル
認知症をもつ人の活動評価から個別支援まで
チームでよりよいケアを実践するために

原著者 Jackie Pool
訳　者 小川 真寛
翻訳協力 村田 康子・内田 達二

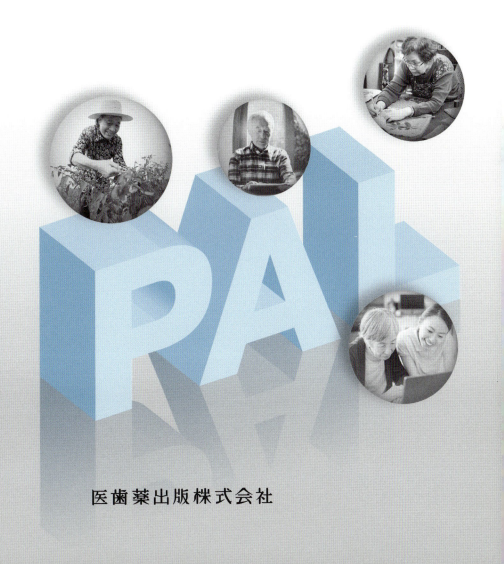

医歯薬出版株式会社

〔訳　者〕

小川　真寛　京都大学大学院医学研究科人間健康科学系専攻作業療法学講座

〔翻訳協力〕

村田　康子　NPO法人パーソン・センタード・ケアを考える会
内田　達二　東京医療学院大学保健医療学部リハビリテーション学科作業療法学専攻

THE Pool Activity Level (PAL) Instrument *for* OCCUPATIONAL PROFILING

A Practical Resource for Carers of People with Cognitive Impairment

FOURTH EDITION

JACKIE POOL

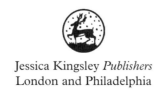

Jessica Kingsley Publishers
London and Philadelphia

Text from Wenborn *et al.* 2007 in Chapter 4 is reproduced by permission of Taylor & Francis.
Figure 9.1 from Brown and Dunn 2002 on p.145 is reproduced by permission of Winnie Dunn.
Figure 9.2 from Kovach 2000 on p.149 is reproduced by permission of John Wiley & Sons.

First edition published in 1999 by Jessica Kingsley Publishers
Second edition published in 2002 by Jessica Kingsley Publishers
Third edition published in 2008 by Jessica Kingsley Publishers

This edition published in 2012
by Jessica Kingsley Publishers
116 Pentonville Road
London N1 9JB, UK
and
400 Market Street, Suite 400
Philadelphia, PA 19106, USA

www.jkp.com

Copyright © Jackie Pool 2012
Copyright chapter 9 © Lesley Collier 2012
Copyright chapter 4 © Jennifer Wenborn, David Challis and Martin Orrell 2012

All rights reserved. No part of this publication may be reproduced in any material form (including photocopying of any pages other than those marked with a ✓, storing it in any medium by electronic means and whether or not transiently or incidentally to some other use of this publication) without the written permission of the copyright owner except in accordance with the provisions of the Copyright, Designs and Patents Act 1988 or under the terms of a licence issued by the Copyright Licensing Agency Ltd, Saffron House, 6–10 Kirby Street, London EC1N 8TS. Applications for the copyright owner's written permission to reproduce any part of this publication should be addressed to the publisher.

Warning: The doing of an unauthorised act in relation to a copyright work may result in both a civil claim for damages and criminal prosecution.

All pages marked ✓ may be photocopied for personal use with this programme, but may not be reproduced for any other purposes without the permission of the publisher.

Library of Congress Cataloging in Publication Data
Pool, Jackie, 1957-
  The Pool Activity Level (PAL) instrument for occupational profiling : a practical resource for carers of people with cognitive impairment / Jackie Pool. -- 4th ed.
      p. ; cm. -- (Bradford Dementia Group good practice guides)
   Includes bibliographical references.
   ISBN 978-1-84905-221-4 (alk. paper)
  1. Dementia--Treatment. 2. Occupational therapy. 3. Dementia--Patients--Care. I. Title. II. Series: Bradford Dementia Group good practice guides.
   [DNLM: 1. Dementia--rehabilitation. 2. Activities of Daily Living. 3. Aged. 4. Occupational Therapy--methods. WT 155]
   RC521.P659 2012
   616.8'3--dc23
                                           2011017115

British Library Cataloguing in Publication Data
A CIP catalogue record for this book is available from the British Library

ISBN 978 1 84905 221 4
eISBN 978 0 85700 463 5

Printed and bound in Great Britain

訳者序文

　本書は 2012 年に刊行された Jackie Pool 氏による『The Pool Activity Level（PAL）Instrument for Occupational Profiling』の第 4 版の第 1 部の訳書です．著者の Pool 氏は英国の認知症ケアを牽引しているリーダーの 1 人です．Pool 氏は長年作業療法士として認知症をもつ人を援助し，対象者のウェルビーイングを支援するためにケアの技術開発に努めてきました．多くの高齢者，認知症のケアに関する任務や業績があるなかで，その代表ともいえるものがプール活動レベルの開発と普及です．プール活動レベル（PAL）の起源は，パーソン・センタード・ケアの提唱者である英国の Tom Kitwood が認知症をもつ人の意味ある活動を評価し可能にさせる実践的ツールをつくってもらいたいと希望し，その開発を Pool 氏に依頼したことです．そのため，原著はパーソン・センタード・ケアの普及の世界的な中心を担っているブラッドフォード認知症グループの優良臨床実践ガイドのシリーズ本の一つとして取り扱われています．

　本書と訳者の出会いは本書の翻訳協力の東京医療学院大学の内田達二先生からご紹介いただいたのがきっかけでした．それから少しずつ本書を読み進めると，PAL というツールは作業療法のプロセスを簡略化して描いており，認知症や認知障害をもつ人が作業や活動ができるように支援するのに有用なツールだと気づきました．また，PAL は作業療法士のみならず他職種や家族にも使用ができ，一緒に作業や活動を支援するという視点が織り込まれていました．当時，訳者は病院で作業療法士として勤務していましたが，患者さんの入院生活や退院後の生活を考えると，院内の作業療法で患者さんが活動を行えることだけではなく，そこで得られたことを他職種，家族と共有することがさらに重要と感じていました．その一方で他職種や家族とともに患者さんの活動を支援する難しさも痛感していたなかで PAL と出会い，その意義を改めて再認識させられました．

　第 1 部を訳し終えた後，著者の Pool 氏に連絡をとり，PAL の使用方法の不明点を教えてもらい，PAL チェックリストや PAL 活動プロフィールのバックトランスレーションにも協力してもらいました．一方で，日本語版 PAL を実際の臨床で活かした結果，そのわかりやすさや有用性を感じました．PAL を用いて実践することで，訳者がこれまで臨床で行ってきた認知症をもつ人への支援方法が，このレベルだからこのような支援をすればよいというのが納得できる形で表現できることがわかりました．このような過程を経て，わが国における PAL の普及は認知症をもつ人の支援に必ずや有用と考え，即座に Pool 氏に翻訳本の出版の許可をいただきました．

　PAL は，認知症をもつ人の活動能力を観察から分類し，対象者の意味ある活動，つまり作業の遂行や参加を促す一連のツールです．PAL はそのコンセプトや簡便な評価ツールという特徴から，多くの支援者にとって臨床での認知症をもつ人への活動の支援に有用です．簡便さの例をあげると，専門的な知識や技術，そして機器や道具を必要とせず，対象者の生活をよく観察している者であれば誰でも PAL チェックリストをつけられるとこです．

　わが国においては，高齢者の入所・通所施設に認知症をもつ人が多く，入浴や食事などの日常生活活動に加え，手工芸，レクリエーションや体操といった活動が日常的に行われています．認知症をもつ人が多く入院している病院でも，日常生活で行うケアは必須の課題です．訳者も施設・病院で勤務してきましたが，多くの場所で認知症をもつ人は主体性や能力を引き出されることなく，スタッフ主導で活動が進められている光景を幾度も目にしてきました．そして，昨今の時代背景を受け，認知症になったとしても地域で末永く生きいきとした生活が送れるように，地域で共に取り組むことが求められるように

なりました．その際に認知症をもつ人は何をしたいか，どのようにしたらその人の能力が引き出せるかを対象者と一緒に支援者が考えていく必要があります．PALはそれらのことを考える一つのツールになります．PALを活用して，多くの認知症をもつ人がより豊かな活動が行え，周囲の支援者がより良い活動の支援ができることを願っています．これまで多くの若い作業療法士が現場に出て，認知症をもつ人への支援方法がわからず困っている現状を目の当たりにしてきました．そのため，作業療法を学ぶ学生や，認知症をもつ人に対する臨床経験が少ない新人や若手の作業療法士などは，PALにより経験値が高められ，認知症をもつ人への作業や活動を通じた支援を導く一つの方法になると確信しています．

　原著には第2部があり，PALを用いて楽しめる活動の支援について具体的に書かれています．英国との文化の違いから，第2部で扱われている楽しめる活動はわが国で用いられていないものも多いことから，本書では割愛いたしました．しかし，第2部には楽しめる活動を支援する際に有用な情報が含まれています．第2部の内容を日本の文化に沿った形で修正し，出版することも考えておりましたが，今回は訳者の力不足により見送ることにしました．もし機会があるなら挑戦できればと考えています．また興味がある方は原著も是非お読みいただき，第2部の改訂についてアイデアをいただければ幸いです．

　翻訳の過程では，村田康子氏，内田達二氏をはじめ「NPO法人パーソン・センタード・ケアを考える会」のパーソン・センタード作業療法研究会の仲間たちから多くの協力をいただきました．翻訳・バックトランスレーションには，通訳の中川経子氏の支援をいただきました．第9章は感覚統合理論に関して専門的な内容を含んでおり，その訳は京都大学の加藤寿宏先生からご助言いただきました．本書の翻訳に際し，ご助言・ご協力いただいた多くの皆様にこの場を借りて深く感謝申し上げます．そして，本書の出版に一緒に取り組み力添えをいただいた医歯薬出版株式会社の小口真司氏に深謝いたします．

2017年4月　小川真寛

著者と功労者

著者

Jackie Pool

　Jackie は認知症ケアを専門にしている英国の作業療法士である．彼女は 1988 年に資格を取得し，国民保険サービスの臨床家として働き，オーナーである Jackie Pool 有限会社を設立し，指導者として専門性を発揮し，認知症ケアの発展に寄与している．彼女は英国の認知症戦略における保健外部評価部門のメンバーの一人である．彼女は介護技術者として任命され，認知症資格における構造の質に関する国家資格や枠組みをつくりあげてきた．そして書籍や論文，トレーニングマニュアルやテキストの著者を務め，認知症をもつ高齢者のケアに関して数々の業績を積み上げている．また，認知症ケアに関する国際学会において，英国の常任代表者も務めている．

功労者

Sarah Mould

　Sarah は Jackie Pool 有限会社の上級参与である．彼女は国民保健サービスの臨床家兼マネジャーとして 1994 年から精神障害の高齢者に対する作業療法士として活躍している．そこで高齢者精神福祉のための教育や研鑽に取り組み，その発展に寄与している．彼女はパーソン・センタード・ケアサービスの領域に多大な貢献をし，認知症領域の知識や技術の向上を継続的に努めている．

Jennifer Wenborn

　Jennifer は 30 年以上のキャリアのある高齢者を専門とした作業療法士である．彼女は病院や地域，あるいは独立した実践家として幅広い経験をもち，そこで身体，精神面への健康サービスの臨床家，マネジャーとしてキャリアを積んできた．現在はロンドン大学の作業療法の臨床研究者である．PAL は彼女の博士号の研究で，「在宅での認知症患者への作業療法介入は QOL を改善させるか？」というタイトルの無作為化比較試験を行った．ケアホームの活動についても執筆しており，「成功する活動のコーディネート（Hurtley, Wenborn 2005, Age Concern 社出版）」の共著者でもある．

David Challis 教授

　マンチェスター大学の人間社会サービス研究部の地域ケア研究の教授および管理者である．David は英国の地域ケアサービスの開発にかかわる高齢者集中ケアマネジメントの効率性と評価の責任者をしてきた．彼は米国，カナダ，オーストラリア，日本の政府やサービス提供者へのケア管理のアドバイザーとしても活躍している．現在，高齢者のアセスメントやサービス供給のパターンに関する研究など幅広い領域で活動を行っている．19 冊の書籍の執筆や編集を行い，150 以上の論文や書籍の章を執筆している．

Martin Orrell 教授

ロンドン大学老年精神健康学の教授でロンドン北西部精神健康機構に勤務している.

Martin はモードスレイ病院で研修を受け，1991 年にロンドン大学に赴任するまで精神科施設で勤務した．ロンドン北西部精神健康機構では，老年精神科の名誉コンサルタント，高齢者精神健康サービスの副院長，および研究開発部部長を務めている．近年，彼は健康相談サービスの専門相談員や高齢者精神健康サービスの「私を忘れないで」全国調査の専門委員として臨床アドバイザーとしても活躍している．彼は認知症に関するニーズのアセスメント，健康サービス評価，および心理社会的介入に関する研究をしており，100 を超える学術論文を出版している．彼は「Age and Mental Health」という雑誌の編集をしており，ロンドン大学の老年精神健康学の修士のコース管理者や，認知症ケアのロンドンセンターの責任者を務めている．

Lesley Collier 博士

サウザンプトン大学健康科学部の作業療法課程の上級講師である.

Lesley は作業療法や理学療法の学生に認知障害をもつ人の生物学，神経学，感覚処理などの教育を担当している．彼女は認知症をもつ人の多重感覚を用いた環境について治療的価値を見出すための研究を活動的に行っている．

序文

　この第4版は，プール活動レベル（PAL）の使用方法に関して刷新した点を反映している．PALのなかで，PALチェックリストやPAL活動プロフィールは同じ内容を維持しながら，使いやすいスタイルに更新している．この開発時に多大な協力をいただいたハンプシャー国立健康センターのElmwoodのチームには深謝いたします．

　第4版では，よりアクセスしやすくというユーザーの希望に応えて，PALのシート一式を本書の第1章に位置づけた．PALは活動チェックリストと活動計画を含んでおり，それらは個人の生活歴を考慮に入れ，活動の能力を合わせることを目的に使用される．

　第1章に実際にコピーして用いることのできるPALのツールの原本を掲載している（該当ページの上段にチェックマークが付いている）．またPALのツールの電子版（英語のみ）もwww.jackiepoolassociates.org/PAL から購入ができる．

　電子版のPALチェックリストは入力が完了するとweb上で自動的に対象者の能力が評定され，PAL活動プロフィールとPAL個別活動計画を作成することができる．そして電子版は継時的な変化を確認することができ，PALチェックリストの9項目それぞれの測定結果をグラフとして表示できる．

　本書では3つの新しい事例を加え，チェックリストの9つの活動でレベルが異なる事例にPALを用いたものを掲載した．PALの各レベルの事例と，活動によるレベルの違いがある事例を用いて，全7事例でPAL活動プロフィールと個別行動計画の両方を紹介している．

　第4版には第9章が新たに加わった．サウザンプトン大学健康科学部の上級講師で感覚プロファイリングの専門家であるLesley Collier博士に執筆いただいた．彼女は大学で主に作業療法と理学療法の学生に認知障害をもつ人の生物学，神経学，感覚処理などの教育を担当している．また，認知症をもつ人の多重感覚環境について治療的価値を見出すための研究を活動的に行っている．この新しい章では，個々の感覚ニーズや好みについて紹介し，感覚を用いた活動による専門的介入の計画と実施にPALがどのように使用されるかを説明をしている．

　PALのアウトカムシートは第4版では削除した．現在，アウトカムに関する研究を行い，修正を行っているところである．それらの情報はwww.jackiepoolassociates.org/PAL のウェブサイトを参考にしてもらいたい．

　PALの初版は1999年にブラッドフォード認知症グループの優良臨床実践ガイドシリーズの一部として出版された．2002年にPALチェックリストの新しいバージョンがより幅広くフィードバックを受けて改訂され，第2版として出版された．

　その後，英国においてPALは認知症，脳卒中や学習障害に関連するような病態を原因とした認知障害をもつ人に対してのケアの一つの枠組みになってきている．

　2005年にロンドン大学でPALの有用性に関する研究が行われ，信頼性，妥当性とともに確認された．PALチェックリストが現在標準化されているという事実は，標準化された評価や効果測定のツールとして健康や介護サービスの提供者や運営者といった重役の興味の対象となっている．

　認知症の国立臨床実践ガイドライン（優良臨床実践のための国立組織　NICE，2006）で，PALは日常生活のスキルや活動の計画を行う際に推奨されている．

　本書にはPALの使用に関してユーザーを支援する最新の情報，PALの電子版の情報や新たなPALを使用したケースを紹介し，そして感覚的活動にPALを用いるための情報を加えたものを掲載した．

このガイドブックでは，PAL を使用することで在宅や介護施設の介護者が，認知障害をもつ人に意味のある活動に参加してもらえるようにデザインされている．介護者に余暇活動を促す一助になるように，第 2 部では 4 つの活動に関するアイデアを載せている．PAL チェックリストによって明らかとなる異なった能力レベルをもつ対象者に対して，可能であろう活動をみつけ，それを実行できるための指針に関して記載している（訳者注：第 2 部は略）．

目次

- 訳者序文
- 著者と功労者
- 序文

第1部　プール活動レベル（PAL）

第 1 章　プール活動レベル（PAL）の概要 ……………………………………… 2

第 2 章　第1部の導入 ……………………………………………………………… 34

第 3 章　4つの活動レベル ………………………………………………………… 38

第 4 章　PAL チェックリストの信頼性と妥当性（Jennifer Wenborn, David Challis, Martin Orrell） ……………………………………… 40

第 5 章　個人の生活歴をまとめる取り組み ……………………………………… 50

第 6 章　PAL チェックリストを用いた事例検討 ………………………………… 58

第 7 章　介入の計画：PAL 活動プロフィールと PAL 個別行動計画の作成 …… 80

第 8 章　介入の実行 ………………………………………………………………… 108

第 9 章　感覚を用いた介入の計画と実行（Lesley Collier） …………………… 112

第10章　結果を調べる ……………………………………………………………… 124

第2部　余暇活動における
　　　　プール活動レベルの使用法（略）

訳者解説 (小川真寛)

1. PAL の使い方 ·· 128
2. 認知症をもつ人の活動 ······································· 136
3. PAL の活用の実際 ··· 145

第1部

プール活動レベル（PAL）

第1章

プール活動レベル（PAL）の概要

本章のねらい

　本章では，プール活動レベル (Pool Activity Level；PAL) の概観を知ってもらうために，PAL チェックリスト，PAL 活動プロフィールおよび PAL 個別行動計画を掲載した．読者が実際のケア場面で PAL を利用する場合には，本書からこれらの書式をコピーして用いることができる．また，PAL の電子版（英語のみ）は www.jackiepoolassociates.org/PAL から購入することができ，それを用いて PAL チェックリストをつけると，自動的に対象者の能力が評定され，PAL 活動プロフィールや PAL 個別行動計画を作成することができる．

PAL 生活歴プロフィールの記入方法

　PAL 生活歴プロフィールの目的は，認知障害をもつ人が意味のある活動に参加できるための機会をつくるための情報の収集と記録である．生活歴プロフィールは，どの時期が対象者にとってかかわりが深いか，どの情報が対象者にとって有用か，対象者が何を望んでいるかが記録されてこそ，完成に近づくといえよう．各時期における小項目は，1つの情報のまとまりとして参考になると考えられる．この記録は一度で行われるものでなく継続的に取り組む必要があり，それ自体がその対象者にとって意味のある活動になることもあり得る．

PAL チェックリストの記入方法

　PAL チェックリストの記入にあたっては，まず認知障害をもつ人がチェックリストにある活動を日常生活でどのように行っているかを思い出す必要がある．記録者が確実に思い出せない場合は，対象者の活動の状況を2週間にわたって観察して記入するとよい．もし対象者がケア施設のような場所で集団生活しているなら，実際に介護している人に観察してもらうことも可能であろう．

　PAL チェックリストには，活動項目ごとに異なった4つのレベルの能力を示す活動状況が記載されている．直近2週間を思い出し，それぞれの活動で対象者の能力を表現している文章にチェックを入れる．活動ごとに1つだけチェックを入れるが，迷った場合は過去2週間で平均的な遂行状況を表すと考えられる能力のレベルにチェックを入れる．最後にもう一度，それぞれの活動にチェックした箇所が1つであることを確認する．

PAL チェックリストの解釈方法

　PAL チェックリストの文言にピッタリと合わないような対象者もいるかもしれないが，PAL では幅広い人に適応できるようにシンプルな言葉で表現している．それぞれの活動レベルのチェック数を，チェックリストの最後にある合計の枠内に記入する．そして，最も多くチェックがあるところを対象者の活動レベルとして決定する．そのレベルが，どのPAL 活動プロフィールを選択するかを示している．もし，チェックの数が2つの活動レベルで同数の場合は，この段階では PAL 活動プロフィールは低い活動レベルと仮定する．しかし，このような場合は対象者が高い能力のレベルに移る場合もあり得ることを念頭に置く必要がある．

PAL 活動プロフィールの作成方法

　PAL 活動プロフィールでは，対象者が能力に応じてより有効に活動に参加できるための周辺環境に関する一般的な概要が示されている．PAL 活動プロフィールの最後の活動計画の欄は，必ず生活歴プロフィールで聴取，記録された情報を考慮して記載する必要がある．このようにすることで，PAL 活動プロフィールの概要が，よりいっそう一人ひとりに合わせたオリジナルなものになっていく．

　多重感覚環境に向けての PAL 活動プロフィールは，PAL チェックリストで判定された各活動レベルにある対象者に対して，それぞれの感覚を用いた活動を支援することを目的に開発された．多重感覚を用いた活動についての詳細は第9章で述べる．

個別活動計画を作成する

　PAL チェックリストのなかの着衣，入浴，食事といった活動については，対象者の能力レベルに応じて個別行動計画のガイダンスノートを参照するとよい．これらは，各個人の能力に応じて，その活動へのかかわりを促す方法となり得る．PAL 活動プロフィールにおける個別活動計画に関連する部分を参照し，認知障害をもつ人それぞれの活動へのかかわり深め，結びつきを促す方法を具体的に記入しよう．

　個別活動計画のなかにガイダンスノートから情報を移す場合は，複数の方法で行うことができる．ガイダンスノートにそのコピーを貼ることもできるだろうし，一部を切り取って使用することや必要な情報を手書きで写すことも可能であろう．

プール活動レベル（PAL）生活歴プロフィール

　生活歴プロフィールの目的の一つは，ケアにかかわる人が対象者に対して障害の側面だけをみるのではなく，独自性のある個人としての認識を深めることにある．対象者が経験してきたあらゆることに関心を寄せ，知ろうとすることにより，現在の対象者の行動をより深く理解する助けとなる．対象者をよく知らないケアスタッフでも，生活歴プロフィールによって対象者にとって意味をもつ会話の手がかりや話題についての情報を提供できる．

　この生活歴プロフィールの情報収集は，認知症をもつ人，親類，ケアスタッフの誰でも参加でき，一緒に振り返り，対象者に回想を促しながら楽しめる課題であることが望ましい．生活歴プロフィールから得られた情報は，PAL活動プロフィール作成時に活動を選択するうえでのガイドとなる．

　このプロフィールの質問はごく一般的で，年齢や性別にかかわらず，誰でも使えるように作成されている．なかには，対象者にとっては関係のない質問も2～3あるかもしれないので，その場合は空欄でもよい．

　もし写真を添付したい場合は，写真の人が誰なのか，いつ，どこでとられたのかをプロフィールに書いておくとよい．また，写真の紛失，劣化防止に備えて，写真はコピーしておくとよい．

第 1 章　プール活動レベル（PAL）の概要

プール活動レベル（PAL）
生活歴プロフィール

名前　　　　　　　　　　　　　　　**生年月日**

....　　　　..

児童期

どこで生まれましたか？

....

家族の名前を教えてください

....

....

家族の職業を教えてください

....

....

どこに住んでいましたか？

....

どちらの学校に通っていましたか？

....

....

何の科目が好きでしたか？

....

ペットを飼っていましたか？　ペットの名前は何ですか？

....

Copyright © Jackie Pool 2012

青春期

いつ学校を卒業しましたか？

....

どこで働いていましたか？

....

どのような仕事をしていましたか？

....

....

何か特別に習っていたことはありますか？

....

....

....

仕事をしているときに，特別に記憶に残っていることはありますか？

....

....

....

成人期

結婚しましたか？　夫／妻の名前・職業は何ですか？

....

いつ，どこで出会いましたか？

....

....

いつ，どこで結婚しましたか？

....

新婚旅行はどこへ行きましたか？

....

どこに住んでいましたか？

....

子どもはいますか？　名前は何ですか？

....

孫はいますか？　名前は何ですか？

....

特別な友人はいましたか？　その人（たち）の名前は何ですか？

....

その友人とはいつどこで会いましたか？

....

....

その友人とはまだ連絡をとっていますか？

....

ペットは飼っていましたか？　名前は何ですか？

....

退職後

いつ退職しましたか？

....

最も楽しみにしていたことは何でしたか？

....

....

✓

趣味や興味のあるものは何でしたか？

……

……

あなたにとって，最も大きな変化は何でしたか？

……

……

……

好き嫌い

今，楽しみにしていることは何ですか？

……

……

……

好きな読書のジャンルは何ですか？

……

……

何色が好きですか？

……

好きな音楽のジャンルは何ですか？

……

好きな食べ物・飲み物は何ですか？

……

あなたが絶対にしたくないと思っていることは，何かありますか？

……

……

どのように物事を行っていきたいか？

日常生活で特にこだわって行っていることはありますか？

....

....

朝は何時に起きますか？　夜は何時に寝ますか？

....

....

周りの人にどのようなことを手助けしてもらいたいですか？

....

....

....

あなた自身にどのようなことを任せてもらいたいですか？

....

....

....

どのようにあなたに話しかけたらよいですか（どのようによんだらよいですか）？

....

得意なことは何ですか？

....

....

....

あなた自身について他に何か私たちに伝えたいことはありますか？

....

....

....

プール活動レベル（PAL）チェックリスト

記入年月日：　　　年　　　月　　　日　　　氏名：

記録者：

提示された活動レベル（チェックリストを完成させた後，記入）	

記入前に指示をよく読んでください．

チェックリストはすべて記入してください．	
・過去2週間の状態を思い起こして，それぞれの活動において対象者の能力を最も表す選択肢を1つチェックしてください．	記号
・もしどの選択肢にチェックすべきか迷ったときには，過去2週間で平均的な遂行状況を表すと考えられる能力レベルを選択してください．	P＝計画活動レベルの能力
・それぞれの活動において，1つの選択肢があります．	E＝探索活動レベルの能力
・それぞれの活動において，必ず1つの選択肢を選ぶようにしてください．	S＝感覚活動レベルの能力
・それぞれの列ごとにすべてのページの印（レ）を合計して一番下に記入してください．	R＝反射活動レベルの能力

	P	E	S	R
1. 入浴/洗体				
・入浴／洗体とも自立して行え，ときどき開始するのに少しだけ援助を要する．	☐			
・タオルに石けんを付けてもらう必要があり，洗体時に各工程ごとに次の動作の指示を要する．		☐		
・ほとんど他者の介助を必要とするが，促しがあれば顔や手を拭くことはできる．			☐	
・入浴や洗体は全面的に介助が必要である．				☐
2. 着衣	P	E	S	R
・何を着るかについて計画でき，棚から自分の服を選択し，正しい順序で着ることができる．	☐			
・何を着るかについての計画は援助を必要とするが，衣服の認識やどのように着るかはわかっている．ただし，着衣の順序については，援助が必要である．		☐		
・何を着るかについての計画やどの順序で着るかについては援助が必要であるが，段階ごとに他者の指示があれば，着衣の動作は行うことができる．			☐	
・何を着るか，着る順序や仕上げまで全面的に介助が必要である．介助者に協力して手足を動かせる場合もある．				☐
3. 食事	P	E	S	R
・箸やスプーンなどの適切な食器を使って，自立して食べることができる．	☐			
・スプーンを用いて食事ができる．食べ物を小さく切り分けることに介助が必要な場合もある．		☐		
・手指を使ってのみ，食事を食べることが可能である．			☐	
・全介助で食べさせてもらっている．				☐
4. 他者との交流	P	E	S	R
・社会的交流を自分から始めることができ，他者のニーズに対応することができる．	☐			
・他者の存在に気づき交流を求めるが，自分のニーズに主な関心があるときがある．		☐		
・他者の存在に気づいているが，自らかかわることなく相手から交流が開始されることを待っている．			☐	
・直接，身体的な接触があるとき以外は，他者の存在に気づいていない．				☐

	P	E	S	R
5. 集団活動技能				
・集団活動において，他者とかかわり合い，交代で活動したり道具を使用したりできる．	☐			
・集団活動において，他者とときどきかかわり合い，気まぐれで集団に出たり入ったりをする．		☐		
・集団のなかで他者の存在に気づいており，他者と並んで活動ができるが，自分の活動に主に注意を向けている．			☐	
・1対1の密な注意を向けられているとき以外は，集団のなかで他者に気づいていない．				☐
6. コミュニケーション技能	P	E	S	R
・適切な交流に注意を払い，一貫性のある話ができ，複雑な言語技術を使うことができる．	☐			
・簡単な言語技術を使うことができるが，ボディランゲージは不適切で一貫性がないときもある．		☐		
・言語的な交流に対して，主にボディランゲージを用いての反応になるときもある．理解力は制限される．			☐	
・接触，アイコンタクト，表情などを用いた直接的な身体的かかわりをとおしてのみ他者に反応ができる．				☐
7. 応用的活動（手芸、家事、園芸）	P	E	S	R
・活動を実行する計画を立て，目標を念頭に置いて慣れ親しんだ一連の仕事ができる．しかし，問題解決に支援が必要な場合がある．	☐			
・最終的な結果より行っていることやつくっていることに対しての関心が強い．注意がそれやすく，目的を覚えていられるように促す必要がある．		☐		
・活動を小さな工程に分割することが必要であり，各工程ごとに提示する必要がある．複数の感覚を刺激する課題のほうが注意が持続しやすい．			☐	
・活動を実際に行うことはできないが，他者との身近な接触，身体的感覚を刺激されるような体験に反応することはできる．				☐
8. 物品の使用	P	E	S	R
・計画的に物品を使用したり，視野にない物を探す能力がある．物品が慣れた／いつもの場所にないとき（たとえば，洗面用品や化粧品が戸棚のなかにありみえない場合）は苦労するが，どうにか探し出すことができる．	☐			
・視野にあるものならば，適切に物品を選択できる（たとえば，洗面用品が洗面台の横の棚にあってみえる場合，使用できる）．		☐		
・たまたまあった物品を無作為に使用するが，その使い方は不適切なときがある．			☐	
・手のなかに置かれた物を握ることもあるが，それらを使用しようとはしない．				☐
9. 新聞や雑誌を読むこと	P	E	S	R
・内容を理解し，関心を示し，ページをめくりながら，見出しや写真をみることができる．	☐			
・ページを無作為にめくり，他者から指摘された箇所には注意を向けることができる．		☐		
・新聞を手にもち，もっていることを感じているかもしれないが，指示がなければページをめくろうとしない，内容に関心を示すこともない．			☐	
・手のなかに新聞が触れるとそれを握るかもしれないが，手から離すこともできないし，握り続けることもできないことがある．				☐
合計				

注意：合計が同数で2つの活動レベルに分かれた場合は，対象者は低い方の活動レベルと仮定するが，高い活動レベルに移行する潜在能力を有している．

この人の活動レベルの判定は：＿＿＿＿＿＿＿＿＿＿＿

この情報をこの書式の最初のページに書き写してください．

対象者が活動にたずさわる際にどのように支援するか，その計画を立案する際の参考として，適切なPAL活動プロフィールを使用してください．

PAL 活動プロフィール

計画活動レベルの能力

氏名：　　　　　　　　　　　　　　日付：

予測される能力：
　活動を遂行するためにさまざまな方法を探索できる
　明確な目標をもって課題の達成に向けて取り組むことができる
　目につく場所であれば，どのような物品でも探すことができる

予測される制限：
　問題が生じた場合に解決できないことがある
　複雑な用語は理解できないことがある
　物品が慣れ親しんだ場所にない場合は，探せないことがある

介護者の役割：
　対象者自身が活動をコントロールでき，複雑な工程をこなせるようにする
　対象者が社会交流を始めるように励ます
　問題が生じた場合に解決する

PAL活動プロフィールを用いた計画活動レベルにおける支援方法

使用物品の配置	道具や材料がいつもの慣れ親しんだ場所にあるようにする．
言語的指示	活動の説明には短い文章を使い，「それから」「しかし」「だから」「もし」などの接続詞の使用は控える．返答のための時間を考慮に入れる．助言を思い出せないような場合は，指示を繰り返す．さりげなく手がかりを与え，起きた問題を解決するように対象者を励ます．
動作・実物での指示	起こり得るミスをどのように回避するかを説明しておく必要がある．問題を独力で解決できない場合は，解決法を実際にやってみせる．模倣してもらったうえで対象者を励ます．
他者とのかかわり	対象者自らが他者とかかわり始めることもできるが，最初は接触を促したり，交流を開始する機会を提供することが必要な場合もある．
活動の特徴	ある目標や最終的な結果を有し，それを成し遂げるための過程や方策を伴う活動が適している．

適切な余暇活動：

・対象者の興味・関心，職歴，家庭生活などの情報に基づいて，対象者にとって関心のある活動を特定する．あるいは，最初のうちは下記の活動から1つ選んで用いてもよい．
・介護者の選んだ活動が過度に複雑でないか確認する．
・他者と競う要素は動機づけを高める．
　　記憶ゲーム，新聞，身体運動，芸術・手工芸，ボードゲーム，コンピューターゲーム，会話，料理，ガーデニング，日曜大工，クロスワードパズル

活動計画：

PAL 活動プロフィール

探索活動レベルの能力

氏名：　　　　　　　　　　　　　　　日付：

予測される能力：
　慣れ親しんだ環境で馴染みの深い活動が実行できる
　結果よりも活動するという体験を楽しむ
　2～3の工程に細かく分けることで，より複雑な活動が実行できる

予測される制限：
　活動を始めるときにその結果について想像できないことがある
　活動をやり遂げても，そのことを認識できないことがある
　リスト，ラベル，新聞，日記などの手がかりを必要とする

介護者の役割：
　活動の最終結果に焦点をあてるよりも，対象者が活動しているという感覚を体験できるようにする
　対象者が扱えるように活動をいくつかの工程に分ける
　簡潔で理解しやすいように指示する
　対象者自らが近づいて交流を始めることはまれなので，介護者から働きかけ，交流のきっかけをつくる

PAL 活動プロフィールを用いた探索活動レベルにおける支援方法

使用物品の配置	道具や材料が必ず視野のなかにあるようにする．
言語的指示	短く簡略化した文で活動を説明する．「〜と」「〜でなく」「〜だから」などの接続詞による指示を避ける．また，「〜のなかに」「〜によって」「〜のための」などの前置詞は避ける．助言を思い出せないような場合は，指示を繰り返す．
動作・実物での指示	活動を2〜3の工程に分ける．
他者とのかかわり	他者が対象者に近づき最初に接触するようにする．
活動の特徴	ルールに従わなければならないものや，最終成果をあげないといけないといった活動ではなく，対象者にプレッシャーを与えない活動が推奨される．自発性や創造性のある活動がよい．

適切な余暇活動：

・対象者の興味・関心，職歴，家庭生活などの情報に基づいて，対象者にとって関心のある活動を特定する．あるいは，最初のうちは下記の活動から1つ選んで用いてもよい．

　　外出，新聞記事に関する意見交換，体操，美術／工芸，味見，ボードゲーム，コンピューターゲーム，物品を用いた回想，会話，料理，ガーデニング，日曜大工，生け花

活動計画：

PAL 活動プロフィール

感覚活動レベルの能力

氏名：　　　　　　　　　　　　　　　日付：

予測される能力：
　　身体感覚には反応できる
　　誘導されれば1つの工程の活動を遂行できることもある
　　一度に1つの工程になるように活動を細かく分ければ，複雑な活動が実行できる

予測される制限：
　　特定の結果を得る活動を遂行するにあたり，意識的に計画を行うことができない場合がある
　　社会的な交流は他者に依存している

介護者の役割：
　　活動が対象者の感覚にどのような影響を与えるか体験できるように支援する
　　一連の活動を1工程ずつ細かく分ける
　　簡潔で理解しやすいように指示する
　　介護者から働きかけ，交流のきっかけをつくる

PAL 活動プロフィールを用いた感覚活動レベルにおける支援方法

使用物品の配置	対象者が身体的な接触をとおして，確実に道具や材料に気づくようにする．
言語的指示	行動を実行に移すための指示は，端的に対象物と動作の指示に限る．たとえば，「腕をあげて」「ブラシをもって」など．
動作・実物での指示	実際の対象物を用いて行動を実演する．一連の活動を1工程ずつに分割する．
他者とのかかわり	他者のほうから交流を始める必要がある．社会的な交流を続けるためには，身体的な接触や対象者の名前をよぶことなどを用いる．
活動の特徴	活動は感覚的な体験の機会として用いられる．複数の感覚を用いるものであってもよい．反復的な行動が適している．

適切な余暇活動：

・対象者の興味・関心，職業，生活習慣などの情報に基づいて，対象者にとって関心のある活動を特定する．あるいは，最初のうちは下記の活動から1つを選んで用いてもよい．

　　センソリーボックス（※：sensory box），香りをかぐ，味見，手のマッサージ，運動，音楽と歌うこと，ダンス，掃き掃除，磨くこと，テーブルを拭くことなど

※センソリーボックス：箱の中に手を入れ手探りで物品の感覚を楽しめるように作られた遊具

活動計画：

PAL 活動プロフィール

反射活動レベルの能力

氏名：　　　　　　　　　　　　　　日付：

予測される能力：
　　直接的感覚刺激に対し反射的に反応することができる
　　直接的感覚刺激により自己と他者との認識を高めることができる
　　ボディランゲージを用いて社会的交流に反応できることもある

予測される制限：
　　周囲の環境や自分自身の身体でさえも，認識がないことがある
　　多種の感覚的経験が重なり合うと，それらを整理・統合するのが困難なことがある
　　過剰な刺激がある環境下では動揺することがある

介護者の役割：
　　対象者が自分自身をより認識できるようにする
　　対象者を取り巻く環境についての気づきや認識が，より誘発されるようにする
　　直接的感覚刺激をとおして対象者とかかわり合う
　　環境を注意深く見守り，刺激の重複や背景音，騒音を減らす

PAL 活動プロフィールを用いた反射活動レベルにおける支援方法

使用物品の配置	ターゲットとなる身体の部位を直接刺激する．たとえば，袖に腕を通す前に腕をさする．目の動きを促進するため視野を横切るような光を用いる．
言語的指示	口頭指示は，動きに関する指示に限定する．たとえば，「持って」「そのまま」「開けて」．対象者との関係を築くため，温かく，安心させるような口調で，声の大きさも相手に合わせて話しかける．
動作・実物での指示	関連のある身体の部位に触れることで，動きを誘導する．
他者とのかかわり	非言語的コミュニケーションとしてアイコンタクトを保ったまま，表情・ジェスチャー・姿勢を最大限活かす．相手が真似できるような社会的動作を用いる．たとえば，笑う，手を振る，握手する．
活動の特徴	触覚，嗅覚，聴覚，視覚，味覚といった単一の感覚に焦点をあてた活動がよい．

適切な余暇活動：

・対象者の興味・関心，職業，生活習慣などの情報に基づいて，関心・意味のある活動を明らかにする．あるいは，最初のうちは下記の活動から1つを選んで用いてもよい．

　　香りをかぐ，味見，手のマッサージ，音楽，明かり，質感のある物，打楽器，センソリーモビール（※sensory mobiles）

　※センソリーモビール：頭上につるして，回転し上下に揺れるようにバランスを取った遊具

活動計画：

多重感覚環境に向けての
PAL 活動プロフィール

計画活動レベルの能力

氏名：　　　　　　　　　　　　　　　日付：

予測される能力：
　　感覚活動を遂行するためにさまざまな方法を探索できる
　　集中して感覚活動の対象物にかかわったり，人とコミュニケーションをとることができる
　　目につく場所にあれば，適切な物や好みの物をみつけることができる

予測される制限：
　　感覚的対象物にかかわっているときに問題が生じた場合に解決できないことがある
　　バブルチューブや光ファイバーなどの多重感覚に関する複雑な用語は理解できないことがある
　　多重感覚の物品が慣れ親しんだ場所にない場合は，探せないことがある

介護者の役割：
　　対象者自身が活動をコントロールでき，複雑な工程をこなせるようにする
　　対象者が社会交流を始めるように励ます
　　問題が生じた場合に解決する

PAL 活動プロフィールを用いた計画活動レベルにおける支援方法

使用物品の配置

　対象者の環境適応を助けるために，セッションでは毎回同じ場所に使用物品を置くようにしましょう．センソリールームを使用する場合は，その都度対象者を部屋へ案内しましょう．座る場所の選択は対象者に任せましょう．視覚，聴覚，触覚，味覚，嗅覚，運動など，すべての感覚刺激が含まれるように選択肢を提供し，そのなかから対象者が好みの物を選べるようにしましょう．その際，選択を手助けするために異なった感覚刺激の物を対象者に提示し，選択肢の数は 2～3 つにしましょう．
　　※センソリールーム：多くの場合は特殊な光や音楽や物品を用いて，個々の感覚を発達，刺激，また落ち着かせたりするように特別につくられた部屋である．限られたコミュニケーション能力しかない子どもなどのセラピーを目的として用いられることが多い．

言語的指示

　短い文章で活動を説明し，必要に応じて指示を繰り返しましょう．「それから」「しかし」「だから」というような接続詞を使うことは避けましょう．もし，対象者が感覚を用いた活動の経験がなければ，実践する前に何をするかを対象者に示しましょう．実演して示すことが，選択の失敗を防ぐのに役立ちます．選択が難しい場合は十分な配慮をもって励ますようにしましょう．

動作・実物での指示および他者とのかかわり

　活動の感覚的側面に焦点を当てる前に，対象者が落ち着くように時間を取りましょう．もし，センソリールームを用いるときは，メインルームの電気をつけた状態から始め，ゆっくりと暗くしましょう．セッションは30分程度継続して行いますが，対象者がセッションの最後まで体験に集中できるとは限りません．セッションは1対1が理想的ですが，3人くらいの集団であれば適応可能です．

　使用物品を探索し，うまく取り扱う時間を対象者に与えましょう．何が起こるのか，その効果は何か，どのように感じられるか，対象者はそれを好きか嫌いか，何か思い起こすことがあるかなどを問いかけ，引き出しましょう．「周囲の物品をとおしてどのような質の感覚が引き起こされましたか」など，セッションを思い出して話すように，対象者に聞いてみましょう．

　最後に部屋はゆっくりと明るくし，普段の会話に戻りましょう．対象者に使用物品を返し，片づけをするように促しましょう．

活動の特徴

　最終目標と目標達成までの手順がわかることです．介護者との交流はこの活動の重要な要素です．

多重感覚活動の詳細：使用物品の選択，セッションの長さ，対象者と介護者の相互作用に関する特記事項を記す．

活動計画：この多重感覚活動をサポートできる活動プロフィールに合った他の感覚を用いた活動を挙げていく．（たとえば，パンづくり，ガーデニング）

多重感覚環境に向けての PAL 活動プロフィール

探索活動レベルの能力

氏名：　　　　　　　　　　　　　　　日付：

予測される能力：
　慣れ親しんだ環境で馴染みの深い活動が実行できる
　結果よりも活動するという体験を楽しむ
　2～3の工程に細かく分けることで，より複雑な活動が実行できる

予測される制限：
　活動を始めるときにその結果について想像できないことがある
　活動をやり遂げても，そのことを認識できないことがある
　対象者自身を適応させる手がかりを必要とする

介護者の役割：
　対象者が活動しているという感覚を体験できるようにする
　対象者が扱えるように活動をいくつかの工程に分ける
　簡潔で理解しやすいように指示する
　対象者自らが近づいて交流を始めることはまれなので，介護者から働きかけ，交流のきっかけをつくる

PAL 活動プロフィールを用いた探索活動レベルにおける支援方法

使用物品の配置

　感覚の好みやニーズに基づいて対象者に合った使用物品を選択して配置しましょう．一度に2つの物品を提供することで，対象者が選択できるようにしましょう．リビングルームのような慣れ親しんだ環境で使用物品を紹介しましょう．視野のなかに使用物品を配置し，すぐに手にとれるようにしましょう．すべての感覚（視覚，聴覚，触覚，味覚，嗅覚，運動）が刺激されるように活動の選択の幅を確保しましょう．

言語的指示

　短い文章で活動を説明し，必要に応じて指示を繰り返しましょう．「～と」「～でなく」「～だから」というような接続詞を使うことは避けましょう．また，「～のなかに」「～によって」「～のために」などの前置詞の使用も避けましょう．説明が思い出せるように繰り返し指示をしましょう．対象者が感覚を用いた活動の経験がなければ，事前に使用物品で何ができるかを示しましょう．実演して示すことで選択の失敗の防止となります．

動作・実物での指示および他者とのかかわり

　活動の感覚的側面に焦点を当てる前に，対象者が落ち着くように時間を取りましょう．もし，センソリールームを用いるときは，メインルームの電気をつけた状態から始め，ゆっくりと暗くしましょう．セッションは20分程度継続して行いますが，対象者が感覚刺激の課題にもはや集中できなかったり，眠ってしまうようなら，セッションを終了してください．このアプローチの目的はリラックスすることではなく，感覚を刺激することです．

　セッションは一対一が理想的ですが，2人くらいであれば適応可能です．

　一連の活動は2〜3の工程に分け，どのタイミングでも3種類までの感覚を動員する刺激に制限しましょう．もし，対象者が感覚の項目が多くて混乱するようであれば，2つの感覚に制限しましょう．

　使用物品を探索し，うまく取り扱う時間を対象者に与えましょう．危険性がないようなら，物品の使用方法や取り扱いの説明を無理強いはしないようにしましょう．セッション中にどのような感覚が引き起こされたか，対象者に聞いてみましょう．そして，昔に自分が楽しんだ感覚を用いた活動について回想する機会としましょう．

　最後に部屋はゆっくりと明るくし，普段の会話に戻りましょう．

活動の特徴

　ルールに従わないければならない，最終成果をあげないといけないといった活動ではなく，対象者にプレッシャーを与えない活動にしましょう．活動は自発性で創造性があるものがよいでしょう．

多重感覚活動の詳細：使用物品の選択，セッションの長さ，対象者と介護者の相互作用に関する特記事項を記す．

活動計画：この多重感覚活動をサポートできる活動プロフィールに合った他の感覚を用いた活動を挙げていく．（たとえば，味見，フラワーアレンジメント）

多重感覚環境に向けての PAL 活動プロフィール

感覚活動レベルの能力

氏名：　　　　　　　　　　　　　　　　日付：

予測される能力：
　身体感覚には反応できる
　誘導されれば 1 つの工程の活動を遂行できることもある
　一度に 1 つの工程になるように細かく分ければ，複雑な活動が実行できる

予測される制限：
　特定の結果を得る活動を遂行するにあたり，意識的に計画を行うことができない場合がある
　社会的な交流は他者に依存している

介護者の役割：
　感覚活動が対象者の感覚にどのような影響を与えるか体験できるように支援する
　一連の活動を 1 工程ずつ細かく分ける
　簡潔で理解しやすいように指示する
　介護者から働きかけ，交流のきっかけをつくる

PAL 活動プロフィールを用いた感覚活動レベルにおける支援方法

使用物品の配置

　対象者の感覚に関する全体像を把握してから，好む感覚を刺激するような物品を選択しましょう．最初に好む感覚を刺激して，その後いつもの活動をとおして少しの刺激あるいは刺激のない他の感覚へ移行していきましょう．対象者本人が身体的な接触をとおして使用物品に注意が向いていることを確認しましょう．

言語的指示

　言語的指示は，動作を導きながら行うことで強調しましょう．たとえば，「腕をあげて」「光ファイバーをもって」など，動作やそれにかかわる多重感覚物品を指示し，行うべきことを限定しましょう．必要に応じて，直接手で触れ誘導しながら指示しましょう．対象者が落ち着いて，物品を探索するのを助けるために，ボディランゲージを用いましょう．多重感覚の物品に触れるのが初めての場合には，部屋に入る前にそれらの物品について紹介することも考慮しましょう．そして，たとえば「この光ファイバーは，クリスマスのライトみたいでいいわね」などと対象者を承認し，言語的・非言語的なコミュニケーションで励まし促しましょう．

動作・実物での指示および他者とのかかわり
　活動の感覚的側面に焦点を当てる前に，対象者が落ち着くように時間を取りましょう．もし，センソリールームを用いるときは，メインルームの電気をつけた状態から始め，ゆっくりと暗くしましょう．セッションは20分程度継続して行いますが，対象者が感覚刺激の課題にもはや集中できなかったり，眠ってしまうようなら，セッションを終了してください．このアプローチの目的はリラックスすることではなく，感覚を刺激することです．
　セッションは一対一が理想的ですが，2人くらいは適応可能です．
　一連の活動は一度に1つの工程に分け，どのタイミングでも2種類までの感覚を動員する刺激に制限しましょう．もし，対象者が感覚の項目が多くて混乱するようであれば，1つの感覚に制限しましょう．
　使用物品を探索し，うまく取り扱う時間を対象者に与えましょう．危険性がないなら，物品の使用方法や取り扱いの説明を無理強いはしないようにしましょう．対象物ごとの感覚の質を感じられるように促し，感覚を用いた活動の感覚について話す機会を提供しましょう．感覚的要素を強化するために，対象者が望む限り活動は繰り返しましょう．対象者の名前を呼んだり，触覚を用いたりすることで，多重感覚活動に対象者の注意を促しましょう．
　最後にゆっくりと明るくし，普段の会話に戻りましょう．

活動の特徴
　活動は感覚の体験を拡大するための機会として用います．活動中は反復動作が経験を強化させるでしょう．多重感覚環境を用いることは感覚刺激の混乱を減少させ，注意を向けることを助長し，意識レベルを高めることの助けとなるでしょう．

多重感覚活動の詳細：使用物品の選択，セッションの長さ，対象者と介護者の相互作用に関する特記事項を記す．

活動計画：この多重感覚活動をサポートできる活動プロフィールに合った他の感覚活動を挙げていく．（たとえば，味見，手のマッサージ，ダンス）

多重感覚環境に向けての PAL 活動プロフィール

反射活動レベルの能力

氏名：　　　　　　　　　　　　　　　　日付：

予測される能力：
　直接的感覚刺激に対し反射的に反応することができる
　直接的感覚刺激により自己と他者との認識を高めることができる
　ボディランゲージを用いて社会的交流に反応することもある

予測される制限：
　周囲の環境や自分自身の身体でさえも，認識がないことがある
　多種の感覚的経験が重なり合うと，それらを整理・統合するのが困難なことがある
　過剰な刺激がある環境下では動揺することがある

介護者の役割：
　対象者が自分自身をより認識できるようにする
　対象者を取り巻く環境についての気づきや認識が，より誘発されるようにする
　直接的感覚刺激をとおして対象者とかかわり合う
　環境を注意深く見守り，刺激の重複や背景音，騒音を減らしたり制御する

PAL 活動プロフィールを用いた反射活動レベルにおける支援方法

使用物品の配置

　すべての感覚（視覚，聴覚，触覚，味覚，嗅覚，運動）を刺激するような使用物品を対象者が利用できるようにしましょう．身体全体をターゲットにした直接的な刺激，たとえば，手掌／腕／足を触る，目線に合わせて視覚的に刺激を行う，アロマを直接鼻の下に近づけ嗅覚を刺激するなどをしましょう．すべての感覚を同等に刺激しましょう．対象者が物品に対して気づいているかどうかのサイン，たとえば目，頭部，手などの動き，言語的反応，身体の一部を動かすなどの反応に注意を払いましょう．

言語的指示

　落ち着いて物品が探索できるように，みつけることを手助けしましょう．すべての運動は直接手で触れて誘導し，単語での指示により誘導を補強しましょう．温かく，安心感のあるトーン・適切な大きさの声かけで，対象者との関係を構築しましょう．もし，対象者がマルチセンソリールームに入るのが初めてであれば，感覚的要素を探索する前にそれぞれの物品に馴染むようにしましょう．アイコンタクトを維持し，適切なボディランゲージとジェスチャーで活動への参加を支援しましょう．

動作・実物での指示および他者とのかかわり

　対象者を部屋に引き入れて，安楽な椅子で落ち着いてもらいましょう．もし対象者が車いすを使用しているなら，快適な椅子に移乗しましょう．メインルームの電気をつけた状態から始め，ゆっくりと暗くしましょう．セッションは10分程度継続して行いますが，対象者が感覚刺激の課題にもはや集中できなかったり，眠ってしまうようなら，セッションを終了してください．このアプローチの目的はリラックスすることではなく，感覚を刺激することです．

　セッションは一対一で行う必要があります．

　活動は一度に1工程に分け，常に一度に1つの物品を用いた刺激に制限しましょう．活動は対象者が我慢できる限り繰り返しましょう．その活動は意識を生じさせるようなレベルの刺激で直接的な反応を導くものにしましょう．

　直接手で触れて誘導し，対象者の物品の探索や使用を促しましょう．危険性がある場合を除いて，どのように物品を扱うかについて，強く指示しないようにしましょう．各物品のもつ感覚を，対象者が確実に感じ取れるように促しましょう．介護者は，その感覚の刺激のレベルを高めるようにボディランゲージや声かけなどを用いましょう．アイコンタクトを維持し，非言語的交流を促す表情，ジェスチャーや姿勢を最大限に活用しましょう．笑うこと，手を振ること，さすることなど模倣ができるような社会的交流を促すジェスチャーを用いましょう．

　最後に部屋はゆっくりと明るくし，普段の環境へ慣れるように促しましょう．声のトーンやボディランゲージで次の環境に適応させましょう．

活動の特徴

　視覚，聴覚，触覚，味覚，嗅覚，運動感覚といった単一の感覚を用いて，自分自身や目の前の環境に対して意識を促す活動です．

多重感覚活動の詳細：使用物品の選択，セッションの長さ，対象者と介護者の相互作用に関する特記事項を記す．

活動計画：この多重感覚活動をサポートできる活動プロフィールに合った他の感覚を用いた活動を挙げていく．（たとえば，味見，手のマッサージ，物品の質感を楽しむ）

プール活動レベル（PAL）
個別行動計画

名前：　　　　　　　　　　　　　日付：

着衣

好みの衣服

....

好みの習慣

....
....
....

身支度の好き嫌い

....
....
....

方法

....
....
....
....
....
....

入浴／シャワー

好みの入浴用品

....

好みの習慣

....

....

....

入浴の好き嫌い

....

....

....

方法

....

....

....

....

....

✓

食事

好みの食べ物

....

好みの習慣

....
....
....

食事の好き嫌い

....
....
....

方法

....
....
....
....
....

プール活動レベル（PAL）個別行動計画ガイダンスノート

　PALチェックリストで明らかとなった各課題の能力レベルを参考にして，**個別行動計画**の該当部分に，対象者の活動の取り組みを促す方法を書き記しましょう．

☐**活動：着衣**

計画活動レベル
- 対象者が何を着るか，洋服ダンスからどの服を選ぶのかを計画するように励ましましょう．
- 自分で服を着ることを促しましょう．ただ，必要であれば援助しましょう．
- 服のタグに注意を促し，服の前や後ろの認識できるように手伝いましょう．
- 整髪，化粧，靴磨きのような身支度を対象者ができるように促しましょう．

探索活動レベル
- その日に着る服について相談しましょう．たとえば，天気や今日の予定などには合っていますか？好みの服はありますか？
- 服の色を合わせることやアクセサリーを選ぶことに時間をかけましょう．
- 活動は対象者がコントロールできるまとまりに分けましょう．たとえば下着が着替えの一番上になるように適切に服を重ねて置きましょう．対象者が助けを求めるようなら，「下着を着ましょう」「次はズボン／ドレスよ」「シャツ／カーディガンよ」など課題をとおして声をかけましょう．
- 鏡で自身の容姿をチェックすることを促しましょう．

感覚活動レベル
- 着用する服に簡単な選択肢を与えて選んでもらいましょう．
- 服の素材を楽しむ瞬間を提供しましょう．たとえば，生地の触り心地を楽しんだり，異なった素材を手にもって柔らかくこすり合わせたり，洗濯後のにおいをかいだりしましょう．
- 課題を1工程ずつ分けましょう．たとえば，「上着を着て」「下着をはきましょう」「今からソックスをはきましょう」「今からドレスを着ましょう」など声をかけましょう．

反射活動レベル
- 服を準備してあげましょう．服が着替えられるプライベートな空間で，椅子やベッドが座るのに適した高さであるか確認しましょう．
- 対象者が自分で服を着られるように活動の各段階を通じて話しかけましょう．落ち着いた声でゆっくりと，介護者が怖くない人であることがわかるように笑顔で話しかけましょう．
- しっかりとした穏やかな動きで，服を着せる反応を導くように刺激を加えましょう．対象者に協力してもらうように，必要に応じて「持ち上げて」「立って」「座って」など1語の指示を与えましょう．
- 着衣の最後にはマッサージのできる固めのブラシで対象者の髪をときましょう．

□活動：入浴

計画活動レベル

・自分でいつ入浴するか考えたり，水やシャワーを出したり，いつもの棚から入浴用具を選んだりするように促しましょう．
・自分で身体を洗うように促しましょう．必要に応じて援助しましょう．
・対象者が入浴後に浴槽の水を流したり，シャワーを止めたり，浴槽やシャワーユニットを拭いたりするのを促しましょう．

探索活動レベル

・対象者が活動をうまく扱えるようにいくつかの工程に分けましょう．たとえば，浴槽にお湯を入れること，シャワーを出すことを促しましょう．これらができたら石けん，シャンプー，浴用タオル，タオルなどの物品を一緒に集めるように促しましょう．
・対象者が入浴している／シャワーを浴びているとき，上半身を洗い，流すように促しましょう．その後，下半身を洗い，流すように促しましょう．
・入浴／シャワー用品は視野に入るようにし，容器にはわかりやすいラベルをつけましょう．
・浴室には魅力的な物，たとえば，珍しいバスオイルのボトルや貝殻を置き，それを探したり，それに関して話をするように促しましょう．

感覚活動レベル

・バスルームの準備をし，お湯を浴槽に溜めておきましょう．
・バスルームは暖かくし対象者を迎え入れましょう．音楽をかけ，アロマオイル，バブルバスを使用するなどしましょう．キャンドルを置くときは棚の手の届かないところに置きましょう．
・することを1工程ずつに分け，指示は簡潔にしましょう．たとえば，「タオルに石けんをつけて」「腕を洗って」「腕を流して」「胸を洗って」「胸を流して」など．

反射活動レベル

・浴槽にお湯を入れバスルームの準備をし，よい香りの入浴用品（ラベンダーはリラックス効果がある）を入れましょう．
・バスルームが温まってから入るのを促し，ドアやシャワーカーテンを閉め，浴槽や床の上で滑らないように滑り止めのバスマットを使用することにより安心感を提供しましょう．混乱を招く恐れのある必要のないものは片づけておきましょう．
・身体を洗ったり，流したりするときにしっかりマッサージをして刺激しましょう．
・風呂を出るときは，対象者をタオルでしっかり包み込みましょう．

□活動：食事

計画活動レベル

・いつ，何を食べたいか選択するように働きかけましょう．
・食卓の準備を手伝ってもらい，いつも使う棚からフォークやナイフ，食器や香辛料を選ぶように促しましょう．
・食後は片づけるように誘いましょう．

探索活動レベル
- フォーク，ナイフ，食器はみえる場所に保管し，自身で食事道具を選べるように促しましょう．
- 食べ物は2〜3種類から選ぶなど選択肢を設けて提供しましょう．
- テーブルを花などで飾り，音楽をかけ，人とかかわりやすい雰囲気をつくり会話を促しましょう．

感覚活動レベル
- さまざまな色，味，歯ごたえが体験できる食べ物を提供しましょう．
- 手で食べられる物を提供し，食べ物と感じられるように援助しましょう．
- スプーンを手渡し，自分の手でもつように促し，「ポテトをすくいましょう」「腕をあげましょう」「口を開けましょう」など，口頭で指示をしましょう．

反射活動レベル
- コンタクトをとるために前腕を触ったり，アイコンタクトを維持し，活動の喜びを感じられるように微笑みかけたりしましょう．
- 手にスプーンを置き，その手を介護者の手で覆い介助してスプーンで食べ物をすくい，口へもっていくように動かしましょう．
- 食べ物を対象者の口の近くにもっていき「開けてください」と言い，介護者が口を開けて行動を示しましょう．スプーンは優しく対象者の唇に触れるようにしましょう．

第2章

第1部の導入

本書の使い方

　PAL は認知障害をもつ人でも潜在的な能力をもっており，環境によってそれらの潜在的な能力が確認され，発揮されるという実証された原理に基づいている．作業（Occupation）は，この可能性を拓くことができる鍵（キー）である．認知障害をもつ人が作業に参加できるようにするためには，最初に対象者の能力を理解しなければならない．それに加えて，対象者にとって個人的に意義のある作業へ参加するように動機づけすることが求められる．そのため何が対象者を動機づけるか，つまり対象者の独自の生活歴や性格についての情報を活用することが重要である．PAL によってこのような重要な情報を集めることができ，対象者とのかかわりを助けるための個人のプロフィールを作成する手段を提供するものである．

　PAL の構成は以下のとおりである．
・生活歴プロフィール
・それぞれの活動状況を記載するためのチェックリスト
・広い範囲の意味のある作業に個人が取り組むための一般的な情報を含む活動プロフィール
・日常生活活動（ADL）を行うことを促進させるための方法を含んだ個別行動計画

　PAL チェックリストや生活歴プロフィールなどの書式は，本書の第1章に掲載されており，認知障害をもつ人のケア現場で使用する場合は，コピーして用いることができる．PAL の電子版（英語のみ）は www.jackiepoolassociates.org/PAL で購入できる．電子版ではチェックリストを入力すると対象者の能力が自動的に評定され，PAL 活動プロフィールや PAL 個別行動計画を作成することができる．これを用いると，長期の経時的変化を記録したり，PAL チェックリストの9項目の評価結果をグラフ化して用いたりすることができる．

理論的背景

　PAL は，人間行動の理解のためのいくつかのモデルに基づいてつくられている．それらは人間発達に対する生活歴のアプローチ，社会・神経学・精神学的要因の相互作用を踏まえたパーソン・センタードなアプローチである弁証的モデル，機能的情報処理モデルである．

人間発達に対する生活歴のアプローチ

　人間発達の理論では，絶え間ない個人の経験によって変化する身体的スキル・知的スキル・社会的スキル・感情的スキルについて説明されている．この過程を考えていくと，それは生活歴のアプローチとなる．人間の生涯発達の特性を示した最初の大理論家が Eric Erikson である．Erikson は人生を"8つのステージ"に分け，それぞれの時代で取り組まなければならない発達学的課題を提唱した．Erikson は，人間発達は身体的に成熟したときに終わるのでなく，誕生から高齢者になるまでの永続的な過程であると述べている．彼が唱えた8つのステージは，個々人の心理学的発達は人生のさまざまな段階で経験する社会的関係に影響されるという信念に基づいている．認知障害をもつ人とかかわることは，この「ゆりかごから墓場まで」の発達理論の重要さを認識するだけでなく，幼児や子どものときに起こる発達の過程を知ることにも役立つ．発達学理論のより詳細な記述は他を参照してもらうが，ここでは PAL の基礎となっている理論を明らかにするため，神経発達学について簡単な解説を行う．

　人は生まれたとき，脳の高次の部分は，これからの経験を書き記すことのできる空白のページのような状態になっている．そこは認知機能に関係しており，思考・判断・理解・理由づけのような機能を含んだものである．そして，脳は目・耳・鼻・口・皮膚などの感覚組織から神経を介して脳へ，環境からの情報を伝達処理するような複雑な機能をコントロールする．子どもは経験から学習する，つまり神経の関連をパターンで形成し記憶として脳の高次の部分に"書き記す"ことで学習する．これにより，以前に蓄積された経験に対して子どもに新しい経験の判断を可能とし，どのように反応したらよいかについて判断できるようになる．そして，似たような状況に経験を照らし合わせることができるようになるため，新しい状況にも適応することができるようになる．これが情報を解釈し必要な行動を決定するという高次の脳の機能である．

　新生児は最初，基礎的な感情や欲求を司ることにより原始的な脳の部分に頼っている．この原始的な脳は，見知らぬ人への恐怖や他人に対しての結びつきや愛着の形成といった新生児期の行動に関与する．このことは人生をとおして個人を形成することにつながる．たとえば，感情に満ちた会話，笑うこと，泣くこと，感情表出，思いやりなどの社会的ー感情的な差違を経験，そして感情的愛着を形成，維持するための欲求をもつことに生涯をとおして影響を与える．それゆえに，この原始的な脳は人が本来どうであるべきか，つまり他者との関係をとおして与えられる自分自身の存在を確認し，自己同一性を確立することを可能にさせる．

パーソン・センタードなアプローチの弁証的モデル

　このモデルは Tom Kitwood によって提唱されたもので，認知症をもつ人の活動能力の制限を引き起こすのは脳の器質的な問題でなく，むしろその他の要素であるとしている．これらの要素を概観する一つの方法に D＝P＋B＋H＋NI＋SP という方程式がある．これは認知症をもつ個人の状態（dementia；D）が，5つの主な構成要素である性格（personality；P），生活歴（biography；B），健康状態（health；H），脳の器質的障害（neurological impairment；NI），社会心理（social psychology；SP）の複雑な相互作用の結果であることを示す簡便な方法である．アルツハイマー病の症状に対して医学的見地から脳の器質的障害のみに注意を向けることは，不完全な絵を鑑賞するのと同じことである．個々の性格や生活歴の多くの部分は発達していき，しだいに変化がなくなり，そ

れによりその不完全な絵が描かれ色づけられる．

　身体的・精神的不健康は，痛みや不快感を引き起こし，それに何とか対処しようとして，人を不適切な行動様式へと導く．軽度の認知障害をもつ人は，他者と自分のニーズについて言語的にコミュニケーションを取ることが十分できない．コミュニケーション形式の不一致という状態は，認知症をもつ人が感じている状況に対して誤った解釈を導き，周囲の不適切な反応が能力障害をさらに助長するのである．

　方程式の最後の構成要因である社会心理（SP）は，よい意味でも悪い意味でも最も重要な影響を与える．このことは，他者とのかかわりが対象者の感情面の状態にさまざまな影響を与え得ることを示している．つまり，社会心理は対象者の能力を奪い，よくない感情を生じさせることもあれば，反対に対象者の能力を引き出し，よい状態を高めるような環境の変化をつくり出すことで能力制限を軽減することができることを表している．

　そのためパーソン・センタード・ケアの理念は，対象者の機能障害よりも，その人の独自性をより重視するものである．しかし，能力障害による影響をできる限り小さくするためには，対象者において関連しあうすべての要因について，介護者は理解する必要がある．人と人との関係は，パーソン・センタードな理念の中核であると思われる．他者とのよい交流は，障害の程度にかかわらず，すべての認知症をもつ人に対して確実にウェルビーイング（well being：よい状態）を高めることができる．

　ウェルビーイング（よい状態）とは，自分がかかわって何かをなし得ると感じられたり，希望や自信，自尊心といった感覚をもつ状態をさす．ここでいう希望をもつとは，肯定的な体験への期待感で，何かをなし得る感覚とは，環境に対して影響力を生み出し，物事を起こし得る感覚を意味する．そして，自信は自分の能力に対して自信をもつこと，自尊心とは自分に価値を置く感情のことである．活動にかかわることで，こうしたウェルビーイングの状態が促進され，たずさわることにより人としてのニーズが満たされるのである．

機能的情報処理モデル

　認知とは考えや理解のプロセスである．人が認知障害をもつときは，病気・外傷・先天性の障害・心的ストレスなどの原因があるだろう．一般的に高次の脳とされる神経や脳組織の器質的な損傷が，それらのすべてのケースで認められる．この損傷は，判断・理論づけ・思考・計画に関連する認知の障害の原因となり，結果として認知症や学習障害のような能力障害に結びつく．さらに物理的・社会的環境がこのような認知の障害を補ったり適応を促す働きをせず，むしろ認知の障害を助長させるようであれば，このような能力障害を引き起こすだろう．

　機能的情報処理モデルは作業療法に基礎をおいた臨床に適応することのできるモデルである（Pool, 2011）．アメリカの作業療法士である Claudia K. Allen は精神的な障害をもつ人の観察をとおして機能的情報処理モデルを発展させた．理論的基礎は，認知の発達過程はステージにより分けられるという Piaget の理論に影響を受けている（Piaget, 1952）．Piaget の提唱した認知的理論は，人間の記憶の過程に着目し，精神的スキルの発達を必要とする行為の側面をとても重視したものであり，感情・衝動・人間関係についてはあまり考慮されていない．Allen は，最近の研究（Allen, 1999）で，子どもの社会性の発達は子どもと親，そして友人や教員との交流を含むものであるという Vygotsky（ソビエトの心理学者）の研究（Vygotsky, 1978）を含んだ理論の基礎を報告している．

　Allen の初期の理論である認知的能力障害の障害像では，"脳の物理的・化学的構造に基づいた意図

的な運動行動の制限が，習慣された課題において観察されるであろう制限を生み出している"としていた．それゆえに，活動を遂行している対象者の能力を観察することで，脳の構造が示せると考えていた．なぜなら，課題が実行されるための運動行動を操る認知過程が損傷されるからである．

　Allenは，環境・感覚的手がかり・対象物にどのように対象者が対応するかという観点から認知障害のレベルを6つの段階に集約した．これらの認知レベルの段階は対象者の能力を測定でき，Piagetの発達段階のステージに根拠を置いたものである．個々の認知能力障害を特定することによって，作業療法士は認知障害をもつ人の残された能力を特定することも可能となる．それに続く作業療法士の役割は，活動環境を評価し，認知障害をもつ人の能力が最大限に活用できるようにデザインし，他のかかわる人たちへもそれらの環境を維持できるように伝達・教育することである．

　PALによって，Allenの機能的情報処理モデルを引き継ぎ，作業療法士でなくとも利用でき，その使用者は対象者の能力を引き出す環境を創り出し，維持するための道しるべが得られ，その道しるべを利用して評価結果を解釈することが可能となる．活動を行うときに個人に対して適切な援助が提供される必要があることは近年Allenによって注目されたが，Vygotskyもこれを重要視していた．PALではこれらの見識に基づき，活動時に能力を発揮できるためには社会的関係が重要であることをより強調している．PALは機能的情報処理モデルだけでなく，さらに対象者個人の生活歴にも焦点をあて，対象者の意味のある活動を促進できるように情報を用いるという社会心理モデルも併せもつものである．

■ 文献 ■

Allen, C.K. (1985) *Occupational Therapy for Psychiatric Diseases : Measurement and Management of Cognitive Disabilities*. Boston, MA : Little, Brown.

Allen, C.K. (1999) *Structures of the Cognitive Performance Modes*. Ormond Beach, FL : Allen Conferences, Inc.

Atkinson, R.L., Atkinson, R.C. and Hilgard, E.R. (1983) *Introduction to Psychology* (International Edition). New York : Harcourt Brace Jonavich.

Kitwood, T. (1993) 'Discover the person, not the disease.' *Journal of Dementia Care 1*, 1, 16-17.

Piaget, J. (1952) *The Origins of Intelligence in Children*. New York : International Universities Press.

Pool, J. (2011) 'The Functional Information Processing Model.' In E. Duncan (ed.) *Foundations for Practice in Occupational Therapy* (5th edition). Edinburgh : Elsevier Churchill Livingstone.

Vygotsky, L.S. (1978) *The Development of Higher Psychological Processes*. Boston, MA : Harvard University Press.

第3章

4つの活動レベル

　プール活動レベル（PAL）チェックリストをつけることで，介護者は認知障害をもつ人が活動にかかわり，参加し，結びつくための能力を認識できる．活動を遂行しているとき（特に他者も交えて行っているとき）の対象者がどのように行動しているかを思い起こすことによって，対象者をよく知る人であれば誰でも対象者の能力を理解できる．これらの観察は2週間以上の時間をかけ，いくつかの状況をみて行われるべきである．対象者がケアホームのような集団環境で生活している場合は，観察時に介護者をはじめとした対象者の行動に影響を与えるすべての要素を考慮した評価が必要なときもある．時期や状況により対象者に起こり得る能力障害や活用できる能力の変動を考慮に入れ，作業を行うためのプロフィールを作成する．PAL活動プロフィールは，対象者が活動に最大限関与できる方法の概観を与え，それを促進するための環境の調整方法を示す．

　活動に参加して関与するには，認知の正確さ，個人の活動の意味づけ，環境に慣れ親しんでいるかどうか，他者からのサポートなど，個人の能力に影響を与える多数の要因が存在する．そのため，異なった活動では対象者の能力レベルの変動が明らかとなるかもしれない．PALではこのことを前提としており，個々の生活場面で行われる数種類の活動において，活動を支援する量が変動することを考慮したうえで個別行動計画を作成することを認めている．

　PALは，**計画・探索・感覚・反射**の4つの活動レベルから構成される．

計画活動レベル

　計画活動レベルの人は，活動の途中で生じた問題を解決ができないこともあるが，活動の完了に向けた計画を立てることは可能である．対象者が必要な道具を探す際は，いつも置いてある場所の後ろを探すことはせず，当たり前のようにいつもの場所のみをのぞき込むだろう．このレベルの対象者を介助する介護者は，短い文を使用することを心がけ，「～と，～」「～でなく，～」などの2つの文を組み合わせたより複雑な文を使うことは避けるべきである．介護者は，対象者にこれらの問題が生じたらいつでも解決できるように傍で寄り添っている必要がある．**計画**活動レベルの人は，容易に目標を達成，完了できるような活動は行うことができる．

探索活動レベル

　探索活動レベルの人は，慣れた環境で馴染みの深い活動は実行できる．しかし，このレベルでは活動の結果よりも活動の遂行により強い関心をもち，結果はあまり考えていないかもしれない．つまり，

活動のなかで創造性や自発性を発揮できるように介護者が支援することが有益と考えられる．もし活動が2～3以上の工程を含む場合は，対象者が混乱なく行える範囲に一連の活動を分けて提供することが必要である．指示はなるべく簡潔にし，活動リスト・カレンダーなどの記憶を補助する道具や頻繁に使う物品にラベル付けを行うことはとても効果的である．

感覚活動レベル

感覚活動レベルの人は，活動の遂行に際して考えや意見をあまりもっていないかもしれない．つまり，活動中の感覚や感覚に伴う身体の反応などの動きに主な関心を置いている．このレベルでは，掃き掃除や糸を巻くといった1つの工程の課題は実行できる．より複雑な課題は一度に1つの工程ずつ指示されたときのみ行える．そのため，介護者は幅広い感覚が経験できる機会を確実に提供し，1工程の活動を遂行するよう支援する必要がある．指示は非常に簡潔なものとし，動作を実際に行ってみせるなどして補う必要がある．

反射活動レベル

反射活動レベルの人は，自分を取り巻く周囲の環境に気づかず，身体自体に意識が向いていない可能性がある．それは意識下の動きが刺激に対する反射反応があるところの潜在意識の状態で生きているということである．そのため，この活動レベルの人が意識できるようにするには，直接的な感覚刺激を用いる必要がある．直接的な感覚刺激は対象者の自己意識を生じさせる．このレベルでは，一度に複数の感覚を感じることは困難かもしれない．過剰で多重の刺激は苦痛を生じさせる．そのため，人ごみ，騒音，大きな叫び声などは避けるべきである．活動によって引き起こされる感覚を入力することに焦点を当てるべきである．**反射**活動レベルの人との交流は，この人の世界に入るように対象者のコミュニケーションスキルを総動員する必要がある．言語を用いたコミュニケーションスキルはこのレベルではあまり役に立たず，指示は1単語で行うべきである．そして，表情による感情表現や温かい口調，適切な声の大きさがコミュニケーションを確立するうえで，必要不可欠である．

第4章

PALチェックリストの信頼性と妥当性

Jennifer Wenborn, David Challis, Martin Orrell

はじめに

　PALの誕生については，本書の導入（第2章）で紹介した．今やPALは英国やその他の地域のさまざまな施設で認知症をもつ高齢者のために使われるようになった．専門職間の一般的な意見として，PALは有意義で実践的なツールであるとされている．実際に認知症の国立臨床実践ガイドライン（NICE, 2006）において，PALは日常生活活動と余暇活動の援助者に意義ある情報を与えるものとして推奨されている．このことは，介護者が対象者の意味のある活動に参加させる機会をつくり，日常的なケアのなかに落とし込むための素早く使いやすい評価ツールが必要であることを示している．評価ツールには「目的に合致している」ことが必要で，それは評価ツールの心理的測定法の特性を評価することによって示される．この評価ツールの使用にあたり，それが妥当性があり，かつ信頼性があることを，臨床と研究の両面から保証する必要がある．

研究の目的

　本研究の目的は，認知症をもつ高齢者を対象に，PALチェックリストの妥当性と信頼性を調査することである．

方法

□研究のデザイン

　2段階に分けて研究を行った．第1段階は内容妥当性を調査するための郵送調査であり，第2段階は認知障害をもつ高齢者をサンプルに基準関連妥当性，併存妥当性，構成概念妥当性と，内部一貫性，評価者間信頼性，再テスト信頼性に関する調査である．

□妥当性

　妥当性はその評価ツールの評価結果がどの程度正確に評価対象を評価できるかを示すものである（Bowling, 2002）．今回の場合は個人が活動に参加するときの能力レベルである．内容妥当性は評価対象の範囲をどの程度規定できるかについて示すものである．したがって，一般的にその領域に関係する専門家や使用者によって測定される．

　基準関連妥当性，併存妥当性，構成概念妥当性のような妥当性は，ターゲットとなる母集団，今回

であれば認知症をもつ高齢者から抽出した一部の集団において，評価ツールをその他の関係する評価ツールと比較することで測定される．

□信頼性

信頼性はその評価ツールがどの程度一貫性があるかについて検討したものである（Bowling, 2002）．これは3つの側面から示される．内部一貫性は各質問項目相互の相関関係を調べることで評価できる．評価者間信頼性は異なった評価者によって使用されたときのテスト結果の一致性から示される．再テスト信頼性は，（たとえば，一週間後）繰り返し同じテストを行った結果の一貫性がどの程度かによって示される．このような臨床像は変化すべきものではないので，もし評価法が信頼できるものであれば，信頼性テストの結果は当然一貫しているものになる．

□第1段階　内容妥当性

郵送による質問紙調査を3つのグループで実施した．
1．作業療法士の専門部会の法人—認知障害をもつ高齢者の臨床フォーラム
2．高齢者のアクティビティ支援の国立組合（NAPA）
3．その他の専門職，主に作業療法士やアクティビティ提供者

質問紙では，以下の項目について回答者に回答を求めた．職種（作業療法士，作業療法助手，アクティビティ提供者，介護助手，看護師，医師，心理士，社会福祉士，その他），PALチェックリストの使用の有無，使用経験がある場合は使用した機関（病棟，デイサービス，対象者の自宅，ケアホーム）である．内容妥当性の質問項目は，「重要と考えられる項目として足りないものはないか？」「余分な項目はないか？」「説明文はわかりやすいか？」を「はい」「いいえ」の2件法で質問し，さらにコメントや説明を空欄に記入してもらった．そして「PALチェックリストをすべて記入するのはどれくらい簡単か，あるいは難しいか？」を「かなり難しい」「難しい」「簡単」「かなり簡単」の4件法で調査した．最後に9項目の重要度のランクについて4段階のスケール（1重要でない，2まあまあ重要，3かなり重要，4極めて重要）で質問し，質問紙の各項目に対して回答者の人数とパーセンテージを算出した．

□第2段階　妥当性と信頼性

対象者は認知症をもつ高齢者60名とし，NHS（国民健康サービス）精神健康病院内の入院患者，デイホスピタルもしくは長期介護施設を利用している者から抽出した．対象者の選択基準は60歳以上，最低2週間のサービスを受けている（デイホスピタルの場合，4回は利用している），認知症の診断（米国精神科協会の診断基準，1994）を受けている，Mini Mental State Examination (Folstein, Folstein, McHugh, 1975) が24点以下とした．この研究を説明した文章を対象者に提供し，可能であれば直接対象者から同意を得た．同意書に署名ができない可能性がある者に関しては，対象者の権利を最大限に保護するために親類あるいは担当のスタッフと協議し，参加の有無を決定した．対象者の主治医には，対象者が研究に参加することについて知らせた．この研究はNHS BarkingとHavering地方研究倫理審査委員会の倫理審査の承認を受け行った（承認番号：05/Q0602/8）．

評価方法

□プール活動レベル（PAL）チェックリスト（Pool, 2002）

PALの内容については，第1章のPALチェックリストを含め完全版のPALの評価方法を参照されたい．以下の評価方法もこの研究では使用した．

□Mini Mental State Examination（MMSE）（Folsteinら，1975）

MMSEは臨床や研究で頻繁に使用されるよく知られた認知機能のスクリーニング検査である．妥当性，再テストおよび評価者間信頼性は原著者により確立され（Folsteinら，1975），Tombaugh と McIntyre（1992）によってさらに再検討されている．30点満点で認知機能障害がないことを示す．MMSEが高い値を示す場合には，PALの活動レベルも高いという相関があると推測される．

□Clinical Dementia Rating Scale（CDR）（Hughesら，1982）

CDRは認知症の重症度に関する包括的な評価である．評価者間信頼性は確立されている（Hughesら，1982；Bergら1988）．慢性期ケア版はさらに重症度と終末期の2つのカテゴリーを含むものである．そのため，幅広いケアの提供環境をカバーすることができる．最低値であるスコア0は認知症でないことを示し，スコア5は最重度の認知症であることを示す．CDRのスコアが低いほど，PALの活動レベルが高いと推測される．

□Barthel Index（BI）（Mahoney, Barthel, 1965）

BIは機能的活動度を示し，10項目の日常生活活動において（身体的あるいは言語的に）介助が必要な程度を示す評価である．このスコアは個人の自立度のレベルを示す．妥当性，評価者間および再テスト信頼性，感度は良好とされている（Wade, Collin, 1988）．BIとPALチェックリストの両方で評価できる活動は，入浴／洗体，着衣，食事である．BIは100点満点で活動の自立度を示す．BIの得点が高い場合には，PALの活動レベルも高いという相関があると推測される．

□Bristol Activities of Daily Living Scale（BADLS）（Bucksら，1996）

BADLSは20項目で構成され，介護者によって評定される評価法である．認知症をもつ人の評価のために特別に開発された．表面的妥当性，併存妥当性，構成概念妥当性および再テスト信頼性は確認されている（Bucksら，1996）．BADLSとPALチェックリストの両方で評価できる活動は，入浴／洗体，着衣，食事，コミュニケーション，活動への参加である．日常生活活動の自立を示す0点を最低点とし，最大の介助を必要とすることを示す60点を最高点とする．BADLSが低い得点の場合には，PALの活動レベルが高いという相関があると推測される．

□高齢者に対するクリフトンの評価手順－行動評価尺度（CAPE-BRS）（Pattie, Gilleard, 1979）

CAPE-BRSは日常生活活動と行動の範囲，依存度を示すことを目的に，介護者によって評定される尺度である．4つの下位項目（身体的依存度，無気力，コミュニケーション障害，社会性の障害）から構成される．CAPE-BRSとPALチェックリストの両方で評価できる活動は，入浴，着衣，活動への参加，社会的交流，コミュニケーションである．最低点は0点で機能的に自立をしていることを示し，最高点は36点で最大に依存していることを示す．CAPE-BRSの得点が低い場合には，PALの活動レベ

ルが高いという相関があると推測される．

□妥当性の評価

　NHS 病院に勤務する 3 人の作業療法士が評価者となり，次のプロセスで情報収集を行った．認知症の対象者には事前に MMSE の評価を行っていた．それぞれの対象者についてスタッフの何人かにインタビューを行い，PAL チェックリストを記入するために各項目について質問をした．評価の 2 週間前から実際にどのように行動しているかについて観察し，加えて個々のケアプランからの情報を参照することで，評価者が他の評価（CDR, BI, BADLS, CAPE-BRS）も行えるようにした．

　基準関連妥当性は施設の種類の違いによる PAL 活動レベルの比較から評価した．デイホスピタルに通所している対象者は，地域で生活を継続できていることから，長期介護施設に入所している対象者より PAL の活動レベルは高いと予測される．

　構成概念妥当性は構成している項目の相関行列を用いて評価した．結果予測として，2 種類のグループ内で最も高い相関を観察されると予想した．1 つ目のグループは入浴／洗体，着衣，応用的活動，新聞や雑誌を読む，から構成される．これらは対象物を適切に認識し，扱うことができ，さらに正しい手順で行うという技能に関する活動である．2 つ目のグループは他者との交流，集団活動技能，コミュニケーション技能から構成され，これらの活動は他者との接触，情報伝達能力を必要としている．

　併存妥当性は PAL チェックリストの結果と他の評価尺度の結果との相関によって検討を行った．PAL チェックリストには直接的に比較できる "ゴールドスタンダード" な評価法はない．なぜなら，PAL チェックリストは既存の活動能力を調べる評価法を簡単に使いやすくしたものではない．そのため，他の評価は活動を遂行するうえで影響を及ぼす主な要因との関係を評価するためにそれぞれ選択した．たとえば，認知症の重症度（CDR），認知障害の程度（MMSE），PAL チェックリストでも評価される特定の活動を遂行する能力（BI, BADLS, CAPE-BRS）というようなものである．

□信頼性の評価

　評価者間信頼性については，同じ日に 2 人のスタッフに対して，PAL チェックリストの結果の比較や議論をしないで記入するように依頼をした．再テスト信頼性については約 1 週間後に PAL チェックリストを 1 回目と同じスタッフに再聴取し記入した．

結果

□第一段階

　122 人から質問紙の回収ができ，すべての項目を回答したのは 102 人で，その割合は約 84％であった．そのうち 55 人（54％）は前もって PAL チェックリストの使用経験があり，47 人（46％）は使用したことがなかった．使用経験がある者のうち 25 人（45％）は病棟，20 人（36％）はデイサービス，22 人（40％）は対象者の自宅，27 人（49％）はケアホームでの使用経験があった．回答者の 75 人（74％）は作業療法士かあるいは作業療法助手，12 人（12％）はアクティビティ提供者，14 人（14％）はその他の看護師や心理士などの専門的職種であった．

□内容妥当性

　PAL チェックリストを記入する説明文がわかりやすいと回答したのは 95 人（97％）であった．「か

なり難しい」から「かなり簡単」までの4件法に対する質問に関しては，90人（93%）の回答者がPALチェックリストは「簡単」あるいは「かなり簡単」と評定した．73人（77%）の回答者が7項目を「かなり重要」「極めて重要」な項目として選択した．7項目のうち最も高い評定だった項目は，「他者との交流」で93人（99%）の回答者が選択した．続いて「コミュニケーション技能」が89人（94%），「食事」が87人（93%），「着衣」が79人（84%），「入浴／洗体」が78人（82%），「物品の使用」が74人（78%），「応用的活動」が73人（77%）と回答した．57人（60%）が「集団活動技能」を「かなり重要」あるいは「極めて重要」な項目として選択した．さらに，33人（35%）が「まあまあ重要」と評価した．回答者の30人（32%）のみが，新聞や雑誌を読むことを「かなり重要」あるいは「極めて重要」な項目として選択し，45人（47%）の回答者が「まあまあ重要」と評価した．最も多くの回答者である48人（55%）が重要でないと回答した．39人（45%）は1つ以上のより重要な項目が見落とされており，52人（60%）はコメントしたが回答に一貫したパターンがなかった．9人（17%）の回答者は，対象者の気分や動機づけ（モチベーション）についてコメントしていた．例をあげると，「気分」や「協調性」について項目として含むのはどうであろうかというコメントであった．8人（15%）の回答者は，環境に対して方向づけをする能力である見当識のレベル，たとえなら「場所の位置づけ」である慣れ／不慣れな建物や場所で道をみつける能力についてコメントをしていた．5人（10%）は移動能力に関して，別の5人（10%）は移乗の能力，たとえばベッド，椅子，トイレ間の移乗の情報や評価が必要と感じていた．さらに別の5人（10%）はトイレの使用や排泄にかかわることが含まれる必要があると言及していた．

　24人（27%）の回答者は，余分な項目がいくつかあると感じていた．これらのコメントは主に集団活動技能（13人，15%），新聞や雑誌を読むこと（14人，16%）の2項目に関することであり，PALチェックリストを使用した臨床家自身の経験則に基づいて判断されていた．地域で生活する者を評価するときに集団活動技能の評価は困難であることがあげられていた．認知症後期の段階ではこの項目は妥当ではないことも考えられ，その妥当性にも疑問の声があがった．また，集団活動技能はスタッフの影響が幾分あると指摘があった．新聞や雑誌を読むという項目に関しては3つの指摘があった．評価が難しく感じること，何人かの対象者にとっては馴染みのない活動であるため評価に意味合いがないこと，また項目として具体的すぎることがあげられ，テレビをみるなど他の類似の活動を含むより幅広い活動のほうがよいという主張があった．

□第2段階

　60人の認知症の対象者からデータ収集をした．入院患者，デイホスピタルもしくは長期介護施設から20名ずつが選択された．男性と女性の比率は1対4であった．対象者の年齢は64〜96歳で，平均年齢は78歳であった．20人（33%）が高齢者集合住居に住んでいた．入院していない40人の社会的状況は，16人（40%）が1人暮らし，18人（45%）が配偶者もしくは親類と同居，6人（15%）が共同生活住居で暮らしていた．MMSEのスコアは0〜22点の範囲で，平均点は9点であった．PALチェックリストを行うことができた55人のスタッフにインタビューを行った．これらのスタッフの認知症をもつ人に対する臨床経験年数は10カ月〜27年であった．28人（51%）が専門の資格（主に精神科看護師）を取得していた．12人（22%）は国家資格あるいはそれに等しいレベルの資格を所持しており，15人（27%）は公式な資格はもっていなかった．

表 4.1　サービス提供場所別の PAL 活動レベルの頻度（%）（n = 60）

PAL 活動レベル	デイホスピタル	入院患者	長期介護施設
計画活動レベル	11（55%）	4（20%）	3（15%）
探索活動レベル	3（15%）	5（25%）	3（15%）
感覚活動レベル	5（25%）	7（35%）	0（0%）
反射活動レベル	1（5%）	4（20%）	14（70%）

□基準関連妥当性

PAL 活動レベルとチェックリストのそれぞれの項目について，サービス提供場所別の頻度を**表 4.1**に示した．全対象者 60 名の PAL 活動レベルの頻度は，18 人（30%）が**計画**活動レベル，11 人（18%）が**探索**活動レベル，12 人（20%）が**感覚**活動レベル，19 人（32%）が**反射**活動レベルであった．表 4.1 に示すように，予測したとおりデイホスピタルの対象者が PAL 活動レベルはより高く，より多くの支援が必要な長期介護施設の対象者より高い能力をもっていることが示された．逆に長期介護施設の対象者は PAL 活動レベルが低く，つまり依存度が高いことを反映している結果が示された．

□併存妥当性

併存妥当性は PAL チェックリストのスコアを他の評価ツールとの Spearman の順位相関係数を用いて表した．それぞれの相関係数が，MMSE で－0.75，BI で－0.71，CAPE-BRS で 0.71，BADLS で 0.82，CDR で 0.81 であった．この値は 0.7 以上の値が好ましく，1.0 に値が近づくほど相関が強い．すべての評価ツールにおいて有意に強い相関を示した（$p < 0.001$）．予測したとおり，MMSE と BI において PAL 活動レベルと負の相関が認められ，これらの評価ツールはそれぞれ高い得点が高い認知機能と日常生活活動の自立度が高いことを示すため，高い PAL 活動レベルと相関関係を示したと考えられる．逆に CAPE-BRS，BADL，CDR はそれぞれ高い得点が高い依存度，日常生活活動の低い能力，より重症な認知症の状態を示すため，低い PAL 活動レベルと相関を示したと思われる．

□構成概念妥当性

PAL チェックリストの各項目の相関関係を**表 4.2**に示した．Spearman の順位相関係数を使用した結果，応用的活動と物品の使用（0.81），着衣（0.80），入浴／洗体（0.79），そして，物品の使用と新聞や雑誌を読むこと（0.76）という項目で高い相関が確認された．他者との交流と集団活動技能の間でも高い相関が認められた．

□内部一貫性

Chronbach の α 係数は 0.95 であった．この統計学的検定はすべての項目の平均値から算定した．係数は 0.7 以上が良好とみなされ，1.0 に近づくほどより高い信頼性を示している．したがって，この評価ツールは優れた内的一貫性をもっていることが示されている．

□評価者間および再テスト信頼性

信頼性は 2 つの統計学的な手法である Kappa 係数と級内相関係数によって分析された．最初に 4 つすべての活動レベルにおける最大の範囲を 4×4 の表を用いて分析した．しかし，レベルのすべて

表 4.2　構成概念妥当性：PAL チェックリストの項目間の相関

	着衣	食事	他者との交流	集団活動技能	コミュニケーション技能	応用的活動	物品の使用	新聞や雑誌を読むこと
入浴／洗体	0.76	0.59	0.65	0.65	0.72	0.79	0.71	0.70
着衣		0.63	0.63	0.76	0.71	0.80	0.79	0.63
食事			0.56	0.53	0.75	0.65	0.69	0.60
他者との交流				0.77	0.72	0.56	0.64	0.68
集団活動技能					0.68	0.69	0.67	0.70
コミュニケーション技能						0.75	0.80	0.74
応用的活動							0.81	0.74
物品の使用								0.76

付記：Spearman の順位相関係数を使用

表 4.3　信頼性における Kappa 係数と級内相関係数（ICC）

	評価者間 Kappa 係数	評価者間 ICC	再テスト Kappa 係数	再評価 ICC
PAL 活動レベル	0.54	0.69	0.76	0.87
入浴 / 洗体	0.53	0.61	0.70	0.81
着衣	0.56	0.77	0.76	0.84
食事	0.94	0.93	1.00	0.96
他者との交流	0.46	0.62	0.57	0.77
集団活動技能	0.42	0.62	0.58	0.78
コミュニケーション技能	0.63	0.72	0.76	0.84
応用的活動	0.66	0.70	0.75	0.86
物品の使用	0.43	0.63	0.55	0.72
新聞を読むこと	0.57	0.62	0.65	0.75

付記：
Kappa 係数
＞ 0.39 ＝弱い一致，0.40 ～ 0.59 ＝中程度の一致，0.60 ～ 0.74 ＝強い一致，＜ 0.75 ＝極めて強い一致

の範囲は 1 つの項目（食事）で用いられなかったため，級内相関係数は算出ができなかった．そのため，データを計画と探索活動レベル，感覚と反射活動レベルの結果をそれぞれ組み合わせて記録し，分析した．この方法はデータの観察された自然の分割と PAL チェックリストを用いた臨床的な経験を採択した．Kappa 係数と級内相関係数はそれぞれ評価者間信頼性と再テスト信頼性を示すものであり，その結果を表 4.3 にまとめた．さまざまな数値基準がこれらの値を示すのに用いられるが，一般的に用いられているものが次にあげる基準である．Kappa 係数は 0.40 より小さいと弱い一致，0.40 ～ 0.59 までは中程度の一致，0.60 ～ 0.74 までは強い一致，0.75 ～ 1.00 は極めて強い一致，級内相関係数については 0.80 以上が高い信頼性を示すといわれる（Bowling，2002）．これらの基準を用いると，すべ

ての項目で中程度，強い，極めて強い評価者間信頼性，高い再テスト信頼性が示されている．

考察

　本研究からPALチェックリストは適切な妥当性と信頼性があり，臨床実践の場での幅広い使用のための強固な心理測定ツールとしての根拠を示すことができた．そして，この測定法が認知症をもつ人の研究にも有用であることが明らかとなった．質問紙の回収率は高く，これは対象施設のなかでこのツールの有効性の確立に興味をもつ回答者の意識の高さを示しているといえるかもしれない．記入内容は明解で，PALチェックリストはとても回答しやすいように感じられていた．これは以前に多くの臨床家から使用経験についてフィードバックを受け，それをチェックリストに反映した結果と考える．そのため，認知症をもつ人が意味のある活動に参加できるための実践的方策をつくり出すという，当初に考えていた目的は達成できたといえる．

　内容妥当性に関して，大多数の回答者が重要な項目として足りない項目はないとし，妥当性の高さが確認できた．追加項目の提案については一貫性のある回答は認めなかった．追加項目としてあげられた気分や動機づけは活動の選択や提供の際に重要な要素として明らかであるが，活動における認知能力を評価するスケールとしては不適切と思われる．その他の追加項目に関する提案としては，見当識や場所の方向づけをする能力があげられた．しかし，これらは認知機能の一部に影響を受けるが，同様に環境自体，そこに慣れているかどうか，活動の対象物のデザインがよいかなどに大きな影響を受けると思われる．また，日常生活活動が項目により多く含まれるべきだという主張があるが，これは日常生活活動の評価としてPALチェックリストの使用を目的としたいくらかの研究対象施設で観察された傾向であり，他の活動よりも日常生活活動を強調する考えに基づくもので，本来のPALの使用目的とは異なる．

　減らすべき項目のコメントから，長期介護施設では集団活動の評価が困難であること，また新聞や雑誌があまり読まれないためにこの項目の評価ができないことが影響していると考えられる．これらのコメントはそれぞれの項目の重要度にも影響を与えており，新聞や雑誌を読むこと，集団活動技能は「かなり重要」「極めて重要」と評定した回答者は，それぞれ32％と60％であった．これは，他の7項目に比べてかなり低い割合であり，その他の項目に関しては4分の3以上の回答者が高い重要性の評定をしていた．

　サービス提供場所別のPAL活動レベルの割合とチェックリストの項目の反応から臨床的に経験していたこととそれらの予測が確認できた．長期介護施設で感覚活動レベルの対象がいなかったことは，この領域の臨床経験からは驚きであった．重度の認知症をもつ人のPAL活動レベルを実際にたずさわることのできる能力よりも過小評価する傾向にあり，それはおそらくケアスタッフが経験する困難を反映していると考えられる．もしそうであるならば，重度の認知症をもつ人にとって著しく意味ある活動が欠如しているというPerrin（1997, p.938）の主張を支持するものと考える．

　基準関連妥当性の結果は予測どおりであり，地域社会に住んでいる人はより高い活動レベルであった．これは，さまざまなケア施設で認知症をもつ人が活動するために必要となる身体的ならびに言語的なサポートと支援の相対的なレベルを反映している．実際には，この情報を利用して，介護者は適切なレベルの支援を提供することが可能となり，個人の残存能力と自立レベルを維持するためにバランスの取れた必要な支援の提供へとつながる．

　併存妥当性は高く，活動を選択する際の認知機能レベルと認知症の重症度の関連性を示唆していた．

PALチェックリストの結果と生活歴を組み合わせて使用することを，数名の回答者は「重要である」と回答していた．2つを組み合わせることで，個人的に意味のある活動を選択し，その個人の能力レベルに応じた支援を示すことができる．

　構成概念妥当性も同様に高く，入浴／洗体，着衣，応用的活動，物品の使用，新聞や雑誌を読むことについて相関関係が確認された．応用的活動とその他の項目では，新聞や雑誌を読むことの項目を除いて臨床的に予期していたように強い相関がみられた．新聞や雑誌を読むことの項目がなかったのは，前述の内容妥当性の項にあったコメントを反映しているものと考えられた．新聞を読む項目と物品の使用の強い相関関係は，ツールを開発する際のPoolのオリジナルの論理的根拠，すなわち，物品を扱う能力を二重にチェックする方法として新聞を読む項目を含めたことを支持する（Pool, 2005）．

　結果として，PALチェックリストの信頼性は許容できるものであった．Cronbachのα係数は優れた内部一貫性を示した．この理由は，活動に参加するときの能力を評価する際に各項目が関係しているためと思われる．評価者間信頼性は中程度であり，項目によって優れた信頼性から中程度までの幅があった．個々の項目の評定の幅は，評価者の役割や評価機関の違いを反映したのかもしれない．たとえば，毎日のように決まった個人に対して介助を行っていないデイホスピタルのスタッフは，入浴／洗体や着衣を評価するのは難しいかもしれない．本研究では個別にインタビューを行い，スタッフが相談しないように依頼した．これによりバイアスのリスクが低減され，より厳格な信頼性テストとなった．PALチェックリストの各項目の評価者間信頼性が少なくとも可であるということは，この研究に参加したスタッフ数と経験や資格のレベルが異なっていることを考えると，ある程度の一貫性をもって短時間に容易に実践できることを示している．再テスト信頼性の評価は高く，これは，PALチェックリストが対象者のことをよく知っている介護者によって使用されることで，1〜2週間程度では大きく変化しないと予測される遂行レベルを測定できるツールであることを示している．本研究の結論として，PALチェックリストは認知症高齢者に対して十分な妥当性と信頼性を示し，そして簡便で使いやすく，目的に対応した評価であるといえる．

文献

American Psychiatric Assocation (1994) *Diagnosis and Statistical Manual of Mental Disorders* (4th edition). Washington, DC : American Psychiatric Association.

Berg, L., Miller, J.P. and Storandt, M. (1988) 'Mild service dementia of the Alzheimer type : 2. Longitudinal assessment.' *Annals of Neurology 23*, 5, 477-484.

Bowling, A. (2002) *Research Methods in Health : Investigating Health and Health Services* (2nd edition). Maidenhead : Open University.

Bucks, R.S., Ashworth, D.L., Wilcock, G.K. and Siegfried, K. (1996) 'Assessment of activities of daily living in dementia : Development of the Bristol Activities of Daily Living Scale.' *Age and Ageing 25*, 2, 113-120.

Folstein, M.F., Folstein, S.E. and McHugh, P.R. (1975) 'Mini Mental State : A practical guide for grading the cognitive state of patients for the clinician.' *Journal of Psychiatric Research 12*, 3, 189-198.

Hughes, C.P., Berg, L., Daniziger, W.L., Coben, L.A. and Martin, R.L. (1982) 'A new clinical scale for the staging of dementia.' *British Journal of Psychiatry 140*, 566-572.

Mahoney, F.I. and Barthel, D.W. (1965) 'Functional evaluation : The Barthel Index.' *Maryland State Medical Journal 14*, 61-65.

National Institute for Clinical Excellence (NICE) (2006) *Dementia : Supporting People with Dementia and Their Carers in Health and Social Care. National Clincial Practice Guideline number 42.* London : NICE.

Pattie, A.H. and Gilleard, C.J. (1979) *Manual of the Clifton Assessment Procedures for the Elderly (CAPE)*. Sevenoaks : Hodder and Stoughton Educational.

Perrin, T. (1997) 'Occupational need in severe dementia : A descriptive study.' *Journal of Advanced Nursing 25*, 5,934-941.

Pool, J. (2002) The Pool Activity Level (PAL) *Instrument for Occupational Profiling* (2nd edition) . London : Jessica Kingsley Publishers.

Pool, J. (2005) Personal communication.

Tombaugh, T.N. and McIntyre, N.J. (1992) 'The Mini-Mental State Examination : A comprehensive review.' *Journal of the American Geriatrics Society 40*, 9, 922-935.

Wade, D.T. and Collin, C. (1988) 'The Barthel ADL Index : A standard measure of physical disability?' *International Disability Studies 10*, 64-67.

謝辞

Jennifer Wenbornは，この研究に協力してくれたロンドン北東部精神健康機構（NELMHT）のすべての高齢者や同職，特に評価者で熟練作業療法士であるJane BurgessとNicola Elliotの2人に感謝しています．彼女らにはNELMHTの作業療法部門の仕事の紹介，NELMHTの研究開発部の継続支援，作業療法の養成校や病院援助機構が博士号の奨学金を提供してくださったことに対しても感謝しています．

本章は「認知症をもつ高齢者に対するPALチェックリストの信頼性と妥当性（Wenborn, J., Challis, D., Pool, J., Burgess, J., Elliott, N., Orrell, M., 2007）」というタイトルで執筆された研究論文に基づいている．われわれはこの研究論文を適切な文脈に整えるために，内容を改変し複製することの許可を頂いたことに関して，雑誌「Aging and Mental Health」の出版社であるTaylor and Fancis社（英国のアビンドン）に深謝いたします．

第5章

個人の生活歴をまとめる取り組み

個人の生活歴をまとめることの重要性

　生活歴の調査やライフレビューは，対象者個々の生い立ちを対象者自身が思い出すことを助け，わかりやすい形で記録が残るため，さまざまな年齢の人々を結びつけ，交流を促進する手段としてケアプランに大きな影響を与える重要なプロセスとして認識されている（Gibson, 2005）．

　生活歴をまとめることは，ライフレビューとは異なり，集めた情報を評価する必要はない．一方，ライフレビューは過去の問題を解決するための治療的アプローチであり，また生活歴をまとめることは対象者自身の過去への見解を直接的に変えることを狙ったものでなく，むしろ対象者の人生の過程を知ることをとおして，介護者に対象者全体の認識を促すものである．この見方は介護者と対象者の相互交流を促すものであり，個人の興味や経験に関係する活動を計画するのを助ける．この対象者個人に焦点を当てたケアプランは，個人の独自性を理解させ，さらに対象者の人生の質に大きな影響を与える可能性がある．生活歴プロフィール作成の目的は，対象者に対して能力障害だけをみるのではなく，一人の独自な個人であることを介護者が十分認識することを助けることである．

　PAL生活歴プロフィールの関連情報を集めるときは，介護者にわかりやすいように小項目に分けて行う．人生経験をすべて理解することによって，対象者の行動をより理解することが可能になる．また，生活歴プロフィールによって，対象者についてよく知らない介護者でも，対象者にとって意味のある会話の手がかりや話題を把握することができる．

　生活歴プロフィールを取り入れることは，認知障害をもつ人，家族，介護者が活発な社会交流や回想に参加するという有意義な計画につながる．PAL生活歴プロフィールから得られる情報は，活動の選択を助け，PAL活動プロフィールに影響を与える．

PAL生活歴プロフィールを使った生活歴の情報収集のガイドライン

　プロフィール内の質問は，すべての年代と性別に対応できるようにごく一般的な内容で作成されている．人によっては不要な質問もあるかもしれないので，それらは無視してもよい．対象者が自宅や病院で治療を受けている，あるいはデイケアに通所している場合であれば，自宅にいる対象者と一緒に家族にすべての項目を記入してもらうこともできる．そのため，このプロフィールはただのアセスメントではなく，体系的な方法で有用な情報を記録する手段である．

　利用できる写真があれば，プロフィールに追加して構わない．写真には裏面に人の名前，誰が写っているのか，どこでいつ撮られたのかなどが書いてあるとより有用である．家族は写真がなくなったり，

汚れたりしないか心配するかもしれないので，そのような場合はコピーを用い，元の写真は大事に取っておけばよい．

　本章では完成したプロフィールのコピーを参考として載せている．

■ 文献 ■

Gibson, F.（2005）'Fit for Life : The Contribution of Life Story Work.' In M. Marshall（ed.）*Perspectives on Rehabilitation and Dementia.* London : Jessica Kingsley Publishers.

プール活動レベル（PAL）
生活歴プロフィール

名前	生年月日
エルシー・ジョーンズ	1926年11月10日

児童期

どこで生まれましたか？

ヨークシャー州のウエストライディング，リーズ市

家族の名前を教えてください

トーマス（父），モレー（母），ハリー（兄）

家族の職業を教えてください

お菓子屋（両親），路面電車の運転士（兄）

兄は第2次世界大戦で死亡

どこに住んでいましたか？

リーズ市，ヘッディングレイ

どちらの学校に通っていましたか？

リーズ女子学校

何の科目が好きでしたか？

英語と裁縫

ペットを飼っていましたか？ ペットの名前は何ですか？

猫．チャーリーとスマッジ

青春期

いつ学校を卒業しましたか？

　　14歳

どこで働いていましたか？

　　親の店，その後縫製工場．その後，自分の店を経営（1952年〜，ヨーク市）

どのような仕事をしていましたか？

　　工場では機械運転者（ミシン）

　　自分の店は洋服店

何か特別に習っていたことはありますか？

　　思い出せない

仕事をしているときに，特別に記憶に残っていることはありますか？

　　夏に行った日帰り旅行

　　友人のメアリーがミシンで指を縫ったこと

成人期

結婚しましたか？　夫／妻の名前・職業は何ですか？

　　シドニー，銀行員

いつ，どこで出会いましたか？

　　リーズ市のダンスパーティー

いつ，どこで結婚しましたか？

　　1946年5月5日，ヘッディングレイ教会

新婚旅行はどこへ行きましたか？

　　　スカボロー
....

どこに住んでいましたか？

　　　リーズ市，夫の昇進でヨーク市へ転居
....

子どもはいますか？　名前は何ですか？

　　　1947年3月生まれ，シャーレイ
....

孫はいますか？　名前は何ですか？

　　　スーザン（1967年生まれ），マイケル（1969年生まれ）
....

特別な友人はいましたか？　その人（たち）の名前は何ですか？

　　　はい．バーバラ
....

その友人とはいつどこで会いましたか？

　　　工場で働いているとき
....

....

その友人とはまだ連絡をとっていますか？

　　　時々，会う
....

ペットは飼っていましたか？　名前は何ですか？

　　　猫．一番最近飼ったのは，スージー（19歳）
....

退職後

いつ退職しましたか？

　　　1986年，60歳．夫は1991年に銀行を退職
....

最も楽しみにしていたことは何でしたか？

　　　ガーデニングを一緒にすること，旅行，家族を訪ねること
....

....

趣味や興味のあるものは何でしたか？

　　　裁縫と大量の読書．でも目が悪くなってから止めた．
....
....

あなたにとって，最も大きな変化は何でしたか？

　　　子どもが結婚しロンドンに引っ越したこと
....
....

好き嫌い

今，楽しみにしていることは何ですか？

　　　ビッグバンドの音楽を聴くこと．クイズ番組をみること
....
....
....

好きな読書のジャンルは何ですか？

　　　スリラー，アガサ・クリスティ
....
....

何色が好きですか？

　　　黄色
....

好きな音楽のジャンルは何ですか？

　　　ビッグバンド，ナット・キング・コール
....

好きな食べ物・飲み物は何ですか？

　　　焼き料理，チョコレート，チェリー酒
....

あなたが絶対にしたくないと思っていることは，何かありますか？

　　　ビンゴ
....
....

どのように物事を行っていきたいか？

日常生活で特にこだわって行っていることはありますか？

　　　食事は昼食に重点を置いている．
....
　　　就寝前にお風呂に入り，ホットチョコレートを飲み，自分を落ち着かす．
....

朝は何時に起きますか？　夜は何時に寝ますか？

　　　9時起床．10時に就寝．
....

....

周りの人にどのようなことを手助けしてもらいたいですか？

　　　ファスナーを素早く留めること．お風呂の出入り．
....

....

....

あなた自身にどのようなことを任せてもらいたいですか？

　　　入浴．ファスナー以外の更衣．
....

....

....

どのようにあなたに話しかけたらよいですか（どのようによんだらよいですか）？

　　　エルシー
....

得意なことは何ですか？

　　　クイズ
....

....

あなた自身について他に何か私たちに伝えたいことはありますか？

　　　ない
....

....

第6章

PALチェックリストを用いた事例検討

　以下に提示する事例は，認知能力のレベルを特定するため日常生活で行っている活動の記録を紹介しており，どのように PAL チェックリストが用いられるかの例を提示している．

　前半の 4 事例はすべての活動が 1 つのレベルになる事例で 4 つのレベル別の説明をしている．後半の 3 事例は活動によって能力の幅をもつ対象者の PAL チェックリストをどのように完成させているかを例示している．

事例 1

　ジョン・ポーターは校長を退職後，妻と一緒に暮らしている．彼はとても几帳面で，植物の世話や切手の収集を楽しんで行っている．6カ月前，彼は主治医を訪れ，記憶力の低下が進んでいることについて心配していると相談した．主治医はアルツハイマー病と診断した．病気により友人，植物，切手の名前を覚える能力が低下し，イライラしたり混乱したりした．妻は夫が外出について自信を失い，これまで毎週近所のレストランへ外食に行っていたのが難しくなるのではないかなど心配した．ナイフなどの食器は適切に使用できたが，社交的でなくなり，馴染みのウエイターとのちょっとした会話などもできなくなってきていた．

　ジョンは記憶障害があり，細かいことに注意を向けることができないため趣味をやめていたが，妻の助けにより趣味に没頭し楽しむことができた．

　他者とくつろいでいるときは，ジョンは会話を行うことができ，新聞で知った話題について議論を楽しむことができた．身近な人だけは彼の能力の低下を気づいており，先週末，2 人の親友の手助けで庭に新しい小屋を立てペンキを塗り，そのときは友人と一緒に午後の時間を楽しむことができた．また，ドアの蝶つがいの調整が困難でうまく解決できなかった際も，友人の 1 人がそれを助け，ジョンは作業の他の部分を担当することで活動にかかわることができた．

　ジョンは毎日の活動に対して最大限の能力を発揮することができた．妻は彼に選択することやひげを剃ることを思い出させる必要があったが，彼は何を着るかを選択し，自分で着ることはできた．

　ジョンと妻は，可能な限り自立を維持する方法を熱心に考えた．ジョンに対して PAL チェックリストを施行したところ，**計画**活動レベルの能力があることが明らかとなった．この情報を用いることで，活動の制限を補うことが支援でき，現在，彼は自分の能力を発揮しながら生活することができている．

プール活動レベル（PAL）チェックリスト

記入年月日：2011年　　9月　　1日　　氏名：ジョン・ポーター

記録者：介護者

提示された活動レベル（チェックリストを完成させた後，記入）	計画

記入前に指示をよく読んでください．

チェックリストはすべて記入してください．	
・過去2週間の状態を思い起こして，それぞれの活動において対象者の能力を最も表す選択肢を1つチェックしてください．	記号
・もしどの選択肢にチェックすべきか迷ったときには，過去2週間で平均的な遂行状況を表すと考えられる能力レベルを選択してください．	P＝計画活動レベルの能力
・それぞれの活動において，1つの選択肢があります．	E＝探索活動レベルの能力
・それぞれの活動において，必ず1つの選択肢を選ぶようにしてください．	S＝感覚活動レベルの能力
・それぞれの列ごとにすべてのページの印（レ）を合計して一番下に記入してください．	R＝反射活動レベルの能力

1. 入浴／洗体	P	E	S	R
・入浴／洗体とも自立して行え，ときどき開始するのに少しだけ援助を要する．	✓			
・タオルに石けんを付けてもらう必要があり，洗体時に各工程ごとに次の動作の指示を要する．				
・ほとんど他者の介助を必要とするが，促しがあれば顔や手を拭くことはできる．				
・入浴や洗体は全面的に介助が必要である．				
2. 着衣	P	E	S	R
・何を着るかについて計画でき，棚から自分の服を選択し，正しい順序で着ることができる．	✓			
・何を着るかについての計画は援助を必要とするが，衣服の認識やどのように着るかはわかっている．ただし，着衣の順序については，援助が必要である．				
・何を着るかについての計画やどの順序で着るかについては援助が必要であるが，段階ごとに他者の指示があれば，着衣の動作は行うことができる．				
・何を着るか，着る順序や仕上げまで全面的に介助が必要である．介助者に協力して手足を動かせる場合もある．				
3. 食事	P	E	S	R
・箸やスプーンなどの適切な食器を使って，自立して食べることができる．	✓			
・スプーンを用いて食事ができる．食べ物を小さく切り分けることに介助が必要な場合もある．				
・手指を使ってのみ，食事を食べることが可能である．				
・全介助で食べさせてもらっている．				
4. 他者との交流	P	E	S	R
・社会的交流を自分から始めることができ，他者のニーズに対応することができる．	✓			
・他者の存在に気づき交流を求めるが，自分のニーズに主な関心があるときがある．				
・他者の存在に気づいているが，自らかかわることなく相手から交流が開始されることを待っている．				
・直接，身体的な接触があるとき以外は，他者の存在に気づいていない．				

		P	E	S	R
5. 集団活動技能		P	E	S	R
	・集団活動において，他者とかかわり合い，交代で活動したり道具を使用したりできる．	✓			
	・集団活動において，他者とときどきかかわり合い，気まぐれで集団に出たり入ったりをする．				
	・集団のなかで他者の存在に気づいており，他者と並んで活動ができるが，自分の活動に主に注意を向けている．				
	・1対1の密な注意を向けられているとき以外は，集団のなかで他者に気づいていない．				
6. コミュニケーション技能		P	E	S	R
	・適切な交流に注意を払い，一貫性のある話ができ，複雑な言語技術を使うことができる．	✓			
	・簡単な言語技術を使うことができるが，ボディランゲージは不適切で一貫性がないときもある．				
	・言語的な交流に対して，主にボディランゲージを用いての反応になるときもある．理解力は制限される．				
	・接触，アイコンタクト，表情などを用いた直接的な身体的かかわりをとおしてのみ他者に反応ができる．				
7. 応用的活動（手芸，家事，園芸）		P	E	S	R
	・活動を実行する計画を立て，目標を念頭に置いて慣れ親しんだ一連の仕事ができる．しかし，問題解決に支援が必要な場合がある．	✓			
	・最終的な結果より行っていることやつくっていることに対しての関心が強い．注意がそれやすく，目的を覚えていられるように促す必要がある．				
	・活動を小さな工程に分割することが必要であり，各工程ごとに提示する必要がある．複数の感覚を刺激する課題のほうが注意が持続しやすい．				
	・活動を実際に行うことはできないが，他者との身近な接触，身体的感覚を刺激されるような体験に反応することはできる．				
8. 物品の使用		P	E	S	R
	・計画的に物品を使用したり，視野にない物を探す能力がある．物品が慣れた／いつもの場所にないとき（たとえば，洗面用品や化粧品が戸棚のなかにありみえない場合）は苦労するが，どうにか探し出すことができる．	✓			
	・視野にあるものならば，適切に物品を選択できる（たとえば，洗面用品が洗面台の横の棚にあってみえる場合，使用できる）．				
	・たまたまあった物品を無作為に使用するが，その使い方は不適切なときがある．				
	・手のなかに置かれた物を握ることもあるが，それらを使用しようとはしない．				
9. 新聞や雑誌を読むこと		P	E	S	R
	・内容を理解し，関心を示し，ページをめくりながら，見出しや写真をみることができる．	✓			
	・ページを無作為にめくり，他者から指摘された箇所には注意を向けることができる．				
	・新聞を手にもち，もっていることを感じているかもしれないが，指示がなければページをめくろうとしない．内容に関心を示すこともない．				
	・手のなかに新聞が触れるとそれを握るかもしれないが，手から離すこともできないし，握り続けることもできないことがある．				
合計 注意：合計が同数で2つの活動レベルに分かれた場合は，対象者は低い方の活動レベルと仮定するが，高い活動レベルに移行する潜在能力を有している．		9	0	0	0

この人の活動レベルの判定は：　計画

この情報をこの書式の最初のページに書き写してください．

対象者が活動にたずさわる際にどのように支援するか，その計画を立案する際の参考として，適切なPAL活動プロフィールを使用してください．

事例 2

　エルシー・ジョーンズは，洋服店を経営していた女性実業家である．家族がみせてくれた昔のエルシーの写真ではとても身だしなみがきちんとしているが，悲しいことに現在は自分で服を着るのが難しい状態である．エルシーは一人で服を着ようとするが，きちんと着ることができず，下着がワンピースの裾の下からはみ出したり，かぶり物の服を着た後は髪が乱れたりしていることも少なくない．エルシーはそのことに気づくと，しばしば洋服を下着がみえないように強く引っぱったり，手で髪形を整えたりする．

　エルシーは血管性認知症を患い，娘や家族と暮らしている．家族はエルシーの自立を奪うことなく，身だしなみをきちんと整えられるようになるにはどうしたらよいのかとアドバイスを求めている．タオルを用意して渡すと顔を洗うことができるのに，介助を求めると娘は訴えている．エルシーは，スプーンで食事をすることは可能だが，ナイフとフォークを使うと混乱する．

　家族は彼女が家事の手伝いをしようとしても，物品をみつけることができずあきらめてしまい，それを他人のせいにすることも気になっている．彼女は誰かがいつもと違う場所にしまったのだと言い，最近では化粧台の一番上の引き出しに自分で片づけていた化粧バッグをみつけられず，孫娘が盗んだと怒って非難したこともあった．

　また，エルシーが別の何かに興味が引かれると，今していることを途中で投げ出してしまうこともあり，そのことで家のなかがとても散らかっていた．エルシーはとても社交的な女性で，週1回参加する地域のデイセンターでは，一見会話を楽しんでいる様子だった．しかし，彼女は自分のニーズに焦点を当てていることが多く，ストレスや不快なことがあると絵画や工芸のグループのなかで他者に反応しないこともあった．会話の内容が簡単でより身近な出来事であれば，彼女は孫とのおしゃべりも楽しむことができるが，より複雑な事柄になると興味を失いがちにみえた．エルシーは，孫娘のスーザンと雑誌「Woman and Home」をみることが好きだが，スーザンが指し示す記事だけしかみようとしなかった．

　PALチェックリストによって，エルシーは**探索**活動レベルの能力があることが明らかになった．この情報を用いることで，彼女の残された能力を発揮し，活動の制限を補う援助が提供でき，現在，彼女は自分の能力を発揮しながら生活することができている．

プール活動レベル（PAL）チェックリスト

記入年月日：2011年　　9月　　1日　　　氏名：エルシー・ジョーンズ

記録者：介護者

提示された活動レベル（チェックリストを完成させた後，記入）	探索

記入前に指示をよく読んでください．

チェックリストはすべて記入してください．	
・過去2週間の状態を思い起こして，それぞれの活動において対象者の能力を最も表す選択肢を1つチェックしてください．	記号
・もしどの選択肢にチェックすべきか迷ったときには，過去2週間で平均的な遂行状況を表すと考えられる能力レベルを選択してください．	P＝計画活動レベルの能力
・それぞれの活動において，1つの選択肢があります．	E＝探索活動レベルの能力
・それぞれの活動において，必ず1つの選択肢を選ぶようにしてください．	S＝感覚活動レベルの能力
・それぞれの列ごとにすべてのページの印（レ）を合計して一番下に記入してください．	R＝反射活動レベルの能力

1. 入浴／洗体	P	E	S	R
・入浴／洗体とも自立して行え，ときどき開始するのに少しだけ援助を要する．				
・タオルに石けんを付けてもらう必要があり，洗体時に各工程ごとに次の動作の指示を要する．		✓		
・ほとんど他者の介助を必要とするが，促しがあれば顔や手を拭くことはできる．				
・入浴や洗体は全面的に介助が必要である．				

2. 着衣	P	E	S	R
・何を着るかについて計画でき，棚から自分の服を選択し，正しい順序で着ることができる．				
・何を着るかについての計画は援助を必要とするが，衣服の認識やどのように着るかはわかっている．ただし，着衣の順序については，援助が必要である．		✓		
・何を着るかについての計画やどの順序で着るかについては援助が必要であるが，段階ごとに他者の指示があれば，着衣の動作は行うことができる．				
・何を着るか，着る順序や仕上げまで全面的に介助が必要である．介助者に協力して手足を動かせる場合もある．				

3. 食事	P	E	S	R
・箸やスプーンなどの適切な食器を使って，自立して食べることができる．				
・スプーンを用いて食事ができる．食べ物を小さく切り分けることに介助が必要な場合もある．		✓		
・手指を使ってのみ，食事を食べることが可能である．				
・全介助で食べさせてもらっている．				

4. 他者との交流	P	E	S	R
・社会的交流を自分から始めることができ，他者のニーズに対応することができる．				
・他者の存在に気づき交流を求めるが，自分のニーズに主な関心があるときがある．		✓		
・他者の存在に気づいているが，自らかかわることなく相手から交流が開始されることを待っている．				
・直接，身体的な接触があるとき以外は，他者の存在に気づいていない．				

		P	E	S	R
5. 集団活動技能		P	E	S	R
	・集団活動において，他者とかかわり合い，交代で活動したり道具を使用したりできる．				
	・集団活動において，他者とときどきかかわり合い，気まぐれで集団に出たり入ったりをする．		✓		
	・集団のなかで他者の存在に気づいており，他者と並んで活動ができるが，自分の活動に主に注意を向けている．				
	・１対１の密な注意を向けられているとき以外は，集団のなかで他者に気づいていない．				
6. コミュニケーション技能		P	E	S	R
	・適切な交流に注意を払い，一貫性のある話ができ，複雑な言語技術を使うことができる．				
	・簡単な言語技術を使うことができるが，ボディランゲージは不適切で一貫性がないときもある．		✓		
	・言語的な交流に対して，主にボディランゲージを用いての反応になるときもある．理解力は制限される．				
	・接触，アイコンタクト，表情などを用いた直接的な身体的かかわりをとおしてのみ他者に反応ができる．				
7. 応用的活動（手芸、家事、園芸）		P	E	S	R
	・活動を実行する計画を立て，目標を念頭に置いて慣れ親しんだ一連の仕事ができる．しかし，問題解決に支援が必要な場合がある．				
	・最終的な結果より行っていることやつくっていることに対しての関心が強い．注意がそれやすく，目的を覚えていられるように促す必要がある．		✓		
	・活動を小さな工程に分割することが必要であり，各工程ごとに提示する必要がある．複数の感覚を刺激する課題のほうが注意が持続しやすい．				
	・活動を実際に行うことはできないが，他者との身近な接触，身体的感覚を刺激されるような体験に反応することはできる．				
8. 物品の使用		P	E	S	R
	・計画的に物品を使用したり，視野にない物を探す能力がある．物品が慣れた／いつもの場所にないとき（たとえば，洗面用品や化粧品が戸棚のなかにありみえない場合）は苦労するが，どうにか探し出すことができる．				
	・視野にあるものならば，適切に物品を選択できる（たとえば，洗面用品が洗面台の横の棚にあってみえる場合，使用できる）．		✓		
	・たまたまあった物品を無作為に使用するが，その使い方は不適切なときがある．				
	・手のなかに置かれた物を握ることもあるが，それらを使用しようとはしない．				
9. 新聞や雑誌を読むこと		P	E	S	R
	・内容を理解し，関心を示し，ページをめくりながら，見出しや写真をみることができる．				
	・ページを無作為にめくり，他者から指摘された箇所には注意を向けることができる．		✓		
	・新聞を手にもち，もっていることを感じているかもしれないが，指示がなければページをめくろうとしない．内容に関心を示すこともない．				
	・手のなかに新聞が触れるとそれを握るかもしれないが，手から離すこともできないし，握り続けることもできないことがある．				
合計 注意：合計が同数で２つの活動レベルに分かれた場合は，対象者は低い方の活動レベルと仮定するが，高い活動レベルに移行する潜在能力を有している．		0	9	0	0

この人の活動レベルの判定は： 探索

この情報をこの書式の最初のページに書き写してください．

対象者が活動にたずさわる際にどのように支援するか，その計画を立案する際の参考として，適切な PAL 活動プロフィールを使用してください．

事例3

　ジョージ・オーウェンは，学習障害と若年性アルツハイマー病を患う45歳の男性である．彼は小規模グループホームに住んでいるが，身の回りのことが全般的に必要とされる支援が増加し始めている．スタッフが介助を行う際に一連の手順で援助すればジョージは活動を遂行することはできた．服を着るときは誰かがその場で助言すればいくつかの服を着ることはできたが，一度に1つずつの服を渡すことが必要であった．入浴する際は全般にわたって介助を要したが，介護者が促すことで顔と手だけはタオルで拭くことは可能であった．

　ジョージは以前は物事に関心がとても高く，外交的な人であった．しかし，現在では他の入居者を眺めてはいるが，自分から交流をもとうとはしなかった．友人が彼に声をかけると難なく応対はできたが，会話の内容の理解は限られており，言葉よりうなずきや大きな笑顔によって反応している．食事の時間を最も楽しみとしており，友人と一緒に席につき，彼らの笑い声を聞くことでジョージも笑顔になるようである．しかし，食事の際にはその注意の大部分は食事に向けられ，食欲旺盛な様子でフォークやナイフを使用せず直接手で食べている．

　ジョージは午後になると友人とビリヤードをしていたが，他人のキューを誤って使うなどルールについていけず，ゲームを行うことが難しくなってきている．これが原因で友人と口論し，一人で多くの時間を過ごすようになり，部屋を神経質に歩き回り，他の入居者の物をもち歩くようになった．このことに気づいたスタッフはジョージと一緒に歩く時間を多くとり，支障のない物をもって歩くように声をかけたりした．そのうち，スタッフはジョージが手に取った物の感覚を楽しんでいること，特に柔らかい手触りの物に熱中していることに気づいた．スタッフはジョージが一人で時間を過ごすときには，新聞紙を渡すようにした．彼は新聞の内容よりも，その手触りに興味がある様子だった．新聞を触っているとジョージは自分の好みの歌を聞きながら腕を抱え，座っている時間を楽しんでいるようにみえた．

　PALチェックリストを記入した結果，ジョージは**感覚**活動レベルであることが明らかとなった．この情報を用いることで，活動の制限を補う援助が行いやすくなり，ジョージが自分の能力を発揮・維持することが容易となった．

プール活動レベル（PAL）チェックリスト

記入年月日：2011年　　9月　　1日　　氏名：ジョージ・オーウェン

記録者：介護者

提示された活動レベル（チェックリストを完成させた後，記入）	感覚

記入前に指示をよく読んでください．

チェックリストはすべて記入してください．

- 過去2週間の状態を思い起こして，それぞれの活動において対象者の能力を最も表す選択肢を1つチェックしてください．
- もしどの選択肢にチェックすべきか迷ったときには，過去2週間で平均的な遂行状況を表すと考えられる能力レベルを選択してください．
- それぞれの活動において，1つの選択肢があります．
- それぞれの活動において，必ず1つの選択肢を選ぶようにしてください．
- それぞれの列ごとにすべてのページの印（レ）を合計して一番下に記入してください．

記号
P＝計画活動レベルの能力
E＝探索活動レベルの能力
S＝感覚活動レベルの能力
R＝反射活動レベルの能力

1. 入浴／洗体	P	E	S	R
・入浴／洗体とも自立して行え，ときどき開始するのに少しだけ援助を要する．				
・タオルに石けんを付けてもらう必要があり，洗体時に各工程ごとに次の動作の指示を要する．				
・ほとんど他者の介助を必要とするが，促しがあれば顔や手を拭くことはできる．			✓	
・入浴や洗体は全面的に介助が必要である．				

2. 着衣	P	E	S	R
・何を着るかについて計画でき，棚から自分の服を選択し，正しい順序で着ることができる．				
・何を着るかについての計画は援助を必要とするが，衣服の認識やどのように着るかはわかっている．ただし，着衣の順序については，援助が必要である．				
・何を着るかについての計画やどの順序で着るかについては援助が必要であるが，段階ごとに他者の指示があれば，着衣の動作は行うことができる．			✓	
・何を着るか，着る順序や仕上げまで全面的に介助が必要である．介助者に協力して手足を動かせる場合もある．				

3. 食事	P	E	S	R
・箸やスプーンなどの適切な食器を使って，自立して食べることができる．				
・スプーンを用いて食事ができる．食べ物を小さく切り分けることに介助が必要な場合もある．				
・手指を使ってのみ，食事を食べることが可能である．			✓	
・全介助で食べさせてもらっている．				

4. 他者との交流	P	E	S	R
・社会的交流を自分から始めることができ，他者のニーズに対応することができる．				
・他者の存在に気づき交流を求めるが，自分のニーズに主な関心があるときがある．				
・他者の存在に気づいているが，自らかかわることなく相手から交流が開始されることを待っている．			✓	
・直接，身体的な接触があるとき以外は，他者の存在に気づいていない．				

	P	E	S	R
5. 集団活動技能	P	E	S	R
・集団活動において，他者とかかわり合い，交代で活動したり道具を使用したりできる．				
・集団活動において，他者とときどきかかわり合い，気まぐれで集団に出たり入ったりをする．				
・集団のなかで他者の存在に気づいており，他者と並んで活動ができるが，自分の活動に主に注意を向けている．			✓	
・1対1の密な注意を向けられているとき以外は，集団のなかで他者に気づいていない．				
6. コミュニケーション技能	P	E	S	R
・適切な交流に注意を払い，一貫性のある話ができ，複雑な言語技術を使うことができる．				
・簡単な言語技術を使うことができるが，ボディランゲージは不適切で一貫性がないときもある．				
・言語的な交流に対して，主にボディランゲージを用いての反応になるときもある．理解力は制限される．			✓	
・接触，アイコンタクト，表情などを用いた直接的な身体的かかわりをとおしてのみ他者に反応ができる．				
7. 応用的活動（手芸、家事、園芸）	P	E	S	R
・活動を実行する計画を立て，目標を念頭に置いて慣れ親しんだ一連の仕事ができる．しかし，問題解決に支援が必要な場合がある．				
・最終的な結果より行っていることやつくっていることに対しての関心が強い．注意がそれやすく，目的を覚えていられるように促す必要がある．				
・活動を小さな工程に分割することが必要であり，各工程ごとに提示する必要がある．複数の感覚を刺激する課題のほうが注意が持続しやすい．			✓	
・活動を実際に行うことはできないが，他者との身近な接触，身体的感覚を刺激されるような体験に反応することはできる．				
8. 物品の使用	P	E	S	R
・計画的に物品を使用したり，視野にない物を探す能力がある．物品が慣れた／いつもの場所にないとき（たとえば，洗面用品や化粧品が戸棚のなかにありみえない場合）は苦労するが，どうにか探し出すことができる．				
・視野にあるものならば，適切に物品を選択できる（たとえば，洗面用品が洗面台の横の棚にあってみえる場合，使用できる）．				
・たまたまあった物品を無作為に使用するが，その使い方は不適切なときがある．			✓	
・手のなかに置かれた物を握ることもあるが，それらを使用しようとはしない．				
9. 新聞や雑誌を読むこと	P	E	S	R
・内容を理解し，関心を示し，ページをめくりながら，見出しや写真をみることができる．				
・ページを無作為にめくり，他者から指摘された箇所には注意を向けることができる．				
・新聞を手にもち，もっていることを感じているかもしれないが，指示がなければページをめくろうとしない．内容に関心を示すこともない．			✓	
・手のなかに新聞が触れるとそれを握るかもしれないが，手から離すこともできないし，握り続けることもできないことがある．				
合計 注意：合計が同数で2つの活動レベルに分かれた場合は，対象者は低い方の活動レベルと仮定するが，高い活動レベルに移行する潜在能力を有している．	0	0	9	0

この人の活動レベルの判定は： 感覚

この情報をこの書式の最初のページに書き写してください．

対象者が活動にたずさわる際にどのように支援するか，その計画を立案する際の参考として，適切な PAL 活動プロフィールを使用してください．

事例 4

　ジェティー・ローソンは長期入院病棟に入院している．彼女はアルツハイマー病と複数回の脳卒中発作による脳血管障害を併発した重度の認知症である．日常生活のすべてのケアを看護スタッフの介助に依存している．ジェティーは自分に話しかけられても，何も理解していないようにみえる．人との接触の大半は，他者が彼女に近づいてきた場合であって，そのときは顔の筋肉をつり上げ，相手の目をじっとみている．スタッフは集団での歌唱活動に彼女を座らせて参加させることがある．彼女は音楽が演奏されるとより活発になるが，近くの人が彼女の手を握るとき以外は他のグループメンバーに気づいていないようである．ジェティーは手のひらに何かが置かれるときつく握りしめ，それを離すのがときどき困難となる．

　ジェティーは子どもと動物をみるのがとても好きで，それらが病棟に来るとささやくような声を出すことがある．彼女は突然発せられる大きな音が嫌いで，その音が彼女を不安に落とし入れ，怒って大声をあげることがある．ジェティーはかつて花屋で働いていて，今でも花が届いたときには花を眺め，その香りを嗅ぐのが大好きである．

　看護スタッフは，ジェティーができるだけ外界とかかわることを手助けしたいと考えている．PALチェックリストを実施した結果，彼女の能力は**反射**活動レベルであることが明らかとなった．この情報を活動プロフィールに用いることで，ジェティーの活動の制限を補う援助が容易となり，彼女の能力が維持される．

プール活動レベル（PAL）チェックリスト

記入年月日： 2011年　　9月　　1日　　　氏名：ジェティー・ローソン

記録者：介護者

提示された活動レベル（チェックリストを完成させた後，記入）	反射

記入前に指示をよく読んでください．

	記号
チェックリストはすべて記入してください．	
・過去2週間の状態を思い起こして，それぞれの活動において対象者の能力を最も表す選択肢を1つチェックしてください．	
・もしどの選択肢にチェックすべきか迷ったときには，過去2週間で平均的な遂行状況を表すと考えられる能力レベルを選択してください．	P＝計画活動レベルの能力
・それぞれの活動において，1つの選択肢があります．	E＝探索活動レベルの能力
・それぞれの活動において，必ず1つの選択肢を選ぶようにしてください．	S＝感覚活動レベルの能力
・それぞれの列ごとにすべてのページの印（レ）を合計して一番下に記入してください．	R＝反射活動レベルの能力

1. 入浴／洗体	P	E	S	R
・入浴／洗体とも自立して行え，ときどき開始するのに少しだけ援助を要する．				
・タオルに石けんを付けてもらう必要があり，洗体時に各工程ごとに次の動作の指示を要する．				
・ほとんど他者の介助を必要とするが，促しがあれば顔や手を拭くことはできる．				
・入浴や洗体は全面的に介助が必要である．				✓

2. 着衣	P	E	S	R
・何を着るかについて計画でき，棚から自分の服を選択し，正しい順序で着ることができる．				
・何を着るかについての計画は援助を必要とするが，衣服の認識やどのように着るかはわかっている．ただし，着衣の順序については，援助が必要である．				
・何を着るかについての計画やどの順序で着るかについては援助が必要であるが，段階ごとに他者の指示があれば，着衣の動作は行うことができる．				
・何を着るか，着る順序や仕上げまで全面的に介助が必要である．介助者に協力して手足を動かせる場合もある．				✓

3. 食事	P	E	S	R
・箸やスプーンなどの適切な食器を使って，自立して食べることができる．				
・スプーンを用いて食事ができる．食べ物を小さく切り分けることに介助が必要な場合もある．				
・手指を使ってのみ，食事を食べることが可能である．				
・全介助で食べさせてもらっている．				✓

4. 他者との交流	P	E	S	R
・社会的交流を自分から始めることができ，他者のニーズに対応することができる．				
・他者の存在に気づき交流を求めるが，自分のニーズに主な関心があるときがある．				
・他者の存在に気づいているが，自らかかわることなく相手から交流が開始されることを待っている．				
・直接，身体的な接触があるとき以外は，他者の存在に気づいていない．				✓

第6章 PALチェックリストを用いた事例検討

5. 集団活動技能	P	E	S	R
・集団活動において，他者とかかわり合い，交代で活動したり道具を使用したりできる．				
・集団活動において，他者とときどきかかわり合い，気まぐれで集団に出たり入ったりをする．				
・集団のなかで他者の存在に気づいており，他者と並んで活動ができるが，自分の活動に主に注意を向けている．				
・1対1の密な注意を向けられているとき以外は，集団のなかで他者に気づいていない．				✓
6. コミュニケーション技能	P	E	S	R
・適切な交流に注意を払い，一貫性のある話ができ，複雑な言語技術を使うことができる．				
・簡単な言語技術を使うことができるが，ボディランゲージは不適切で一貫性がないときもある．				
・言語的な交流に対して，主にボディランゲージを用いての反応になるときもある．理解力は制限される．				
・接触，アイコンタクト，表情などを用いた直接的な身体的かかわりをとおしてのみ他者に反応ができる．				✓
7. 応用的活動（手芸、家事、園芸）	P	E	S	R
・活動を実行する計画を立て，目標を念頭に置いて慣れ親しんだ一連の仕事ができる．しかし，問題解決に支援が必要な場合がある．				
・最終的な結果より行っていることやつくっていることに対しての関心が強い．注意がそれやすく，目的を覚えていられるように促す必要がある．				
・活動を小さな工程に分割することが必要であり，各工程ごとに提示する必要がある．複数の感覚を刺激する課題のほうが注意が持続しやすい．				
・活動を実際に行うことはできないが，他者との身近な接触，身体的感覚を刺激されるような体験に反応することはできる．				✓
8. 物品の使用	P	E	S	R
・計画的に物品を使用したり，視野にない物を探す能力がある．物品が慣れた/いつもの場所にないとき（たとえば，洗面用品や化粧品が戸棚のなかにありみえない場合）は苦労するが，どうにか探し出すことができる．				
・視野にあるものならば，適切に物品を選択できる（たとえば，洗面用品が洗面台の横の棚にあってみえる場合，使用できる）．				
・たまたまあった物品を無作為に使用するが，その使い方は不適切なときがある．				
・手のなかに置かれた物を握ることもあるが，それらを使用しようとはしない．				✓
9. 新聞や雑誌を読むこと	P	E	S	R
・内容を理解し，関心を示し，ページをめくりながら，見出しや写真をみることができる．				
・ページを無作為にめくり，他者から指摘された箇所には注意を向けることができる．				
・新聞を手にもち，もっていることを感じているかもしれないが，指示がなければページをめくろうとしない．内容に関心を示すこともない．				
・手のなかに新聞が触れるとそれを握るかもしれないが，手から離すこともできないし，握り続けることもできないことがある．				✓
合計 注意：合計が同数で2つの活動レベルに分かれた場合は，対象者は低い方の活動レベルと仮定するが，高い活動レベルに移行する潜在能力を有している．	0	0	0	9

この人の活動レベルの判定は： 反射

この情報をこの書式の最初のページに書き写してください．

対象者が活動にたずさわる際にどのように支援するか，その計画を立案する際の参考として，適切なPAL活動プロフィールを使用してください．

事例 5

　ケン・アトキンスは認知症をもつ人のためのケアホームに住んでいる．彼は前頭側頭型認知症を患い，社会的行動や活動を計画や実行する能力に支障が出ている．

　ケンはバスの運転手を退職したが，ケアホームから小型バスで外出することを楽しんでいる．彼はいつも前部の座席に座り，「女性を助ける」ことを楽しみにしている．彼はバスを乗り降りする乗客とおしゃべりをするが，会話がまごついたりすることもある．ケンはときどき馴れ馴れしい態度を示し行動が不適切になるため，調整役が割って入る必要がある．

　ケンは入浴時の洗体は自分で行えるが，多くの場合はそれらの行為を思い出させる必要がある．更衣は声かけにより適切な服を選択できることもときどきあるが，理解できないときもある．たとえば，「冬なので暖かい服を着ないとね」などの声かけである．

　ケンは食事を楽しみにしており，ダイニングにいつも一番にやってくる．彼は必要に応じて援助を受けているが，食事は自立し，会話を始める手助けを行うと他者との交流もうまくいく．しかし，ときどき他者に近づきすぎてパーソナルスペースを侵害し口論となるが，ケンは他者のネガティブな反応を理解できないでいる．

　ケンは朝食後にコーヒーを飲みながら新聞を読むという習慣を毎日楽しんでいる．ケアホームのスタッフに面白い記事のポイントを紹介するのが好きで，スタッフの星占いを読んであげることも好んでいる．

　ケアホームにはガーデニングのグループがあり，彼はいつもそれに参加している．野菜づくりにいつも熱心に参加し，彼の技術や経験がうまく引き出されており，グループのリーダー役を務めている．しかし，自分の目の前の台の上に置いてある道具しか使うことができていないので，欲しい道具が見当たらないときにイライラしている．

　PAL チェックリストを用いた結果，彼の多くの活動は**計画**活動レベルで実行できることがわかった．しかし，着衣，コミュニケーション技能や物品の使用は**探索**活動レベルである．この結果から，活動プロフィールの情報を用いることで活動の制限を代償し，彼の残存能力を活かすことができる．

プール活動レベル（PAL）チェックリスト

記入年月日：2011年　9月　1日　　　氏名：ケン・アトキンス

記録者：介護者

提示された活動レベル（チェックリストを完成させた後，記入）	計画

記入前に指示をよく読んでください．

チェックリストはすべて記入してください．
- 過去2週間の状態を思い起こして，それぞれの活動において対象者の能力を最も表す選択肢を1つチェックしてください．
- もしどの選択肢にチェックすべきか迷ったときには，過去2週間で平均的な遂行状況を表すと考えられる能力レベルを選択してください．
- それぞれの活動において，1つの選択肢があります．
- それぞれの活動において，必ず1つの選択肢を選ぶようにしてください．
- それぞれの列ごとにすべてのページの印（レ）を合計して一番下に記入してください．

記号
P＝計画活動レベルの能力
E＝探索活動レベルの能力
S＝感覚活動レベルの能力
R＝反射活動レベルの能力

1. 入浴／洗体	P	E	S	R
・入浴／洗体とも自立して行え，ときどき開始するのに少しだけ援助を要する．	✓			
・タオルに石けんを付けてもらう必要があり，洗体時に各工程ごとに次の動作の指示を要する．				
・ほとんど他者の介助を必要とするが，促しがあれば顔や手を拭くことはできる．				
・入浴や洗体は全面的に介助が必要である．				

2. 着衣	P	E	S	R
・何を着るかについて計画でき，棚から自分の服を選択し，正しい順序で着ることができる．				
・何を着るかについての計画は援助を必要とするが，衣服の認識やどのように着るかはわかっている．ただし，着衣の順序については，援助が必要である．		✓		
・何を着るかについての計画やどの順序で着るかについては援助が必要であるが，段階ごとに他者の指示があれば，着衣の動作は行うことができる．				
・何を着るか，着る順序や仕上げまで全面的に介助が必要である．介助者に協力して手足を動かせる場合もある．				

3. 食事	P	E	S	R
・箸やスプーンなどの適切な食器を使って，自立して食べることができる．	✓			
・スプーンを用いて食事ができる．食べ物を小さく切り分けることに介助が必要な場合もある．				
・手指を使ってのみ，食事を食べることが可能である．				
・全介助で食べさせてもらっている．				

4. 他者との交流	P	E	S	R
・社会的交流を自分から始めることができ，他者のニーズに対応することができる．	✓			
・他者の存在に気づき交流を求めるが，自分のニーズに主な関心があるときがある．				
・他者の存在に気づいているが，自らかかわることなく相手から交流が開始されることを待っている．				
・直接，身体的な接触があるとき以外は，他者の存在に気づいていない．				

	P	E	S	R
5. 集団活動技能	P	E	S	R
・集団活動において，他者とかかわり合い，交代で活動したり道具を使用したりできる．	✓			
・集団活動において，他者とときどきかかわり合い，気まぐれで集団に出たり入ったりをする．				
・集団のなかで他者の存在に気づいており，他者と並んで活動ができるが，自分の活動に主に注意を向けている．				
・1対1の密な注意を向けられているとき以外は，集団のなかで他者に気づいていない．				
6. コミュニケーション技能	P	E	S	R
・適切な交流に注意を払い，一貫性のある話ができ，複雑な言語技術を使うことができる．				
・簡単な言語技術を使うことができるが，ボディランゲージは不適切で一貫性がないときもある．		✓		
・言語的な交流に対して，主にボディランゲージを用いての反応になるときもある．理解力は制限される．				
・接触，アイコンタクト，表情などを用いた直接的な身体的かかわりをとおしてのみ他者に反応ができる．				
7. 応用的活動（手芸、家事、園芸）	P	E	S	R
・活動を実行する計画を立て，目標を念頭に置いて慣れ親しんだ一連の仕事ができる．しかし，問題解決に支援が必要な場合がある．	✓			
・最終的な結果より行っていることやつくっていることに対しての関心が強い．注意がそれやすく，目的を覚えていられるように促す必要がある．				
・活動を小さな工程に分割することが必要であり，各工程ごとに提示する必要がある．複数の感覚を刺激する課題のほうが注意が持続しやすい．				
・活動を実際に行うことはできないが，他者との身近な接触，身体的感覚を刺激されるような体験に反応することはできる．				
8. 物品の使用	P	E	S	R
・計画的に物品を使用したり，視野にない物を探す能力がある．物品が慣れた/いつもの場所にないとき（たとえば，洗面用品や化粧品が戸棚のなかにありみえない場合）は苦労するが，どうにか探し出すことができる．				
・視野にあるものならば，適切に物品を選択できる（たとえば，洗面用品が洗面台の横の棚にあってみえる場合，使用できる）．		✓		
・たまたまあった物品を無作為に使用するが，その使い方は不適切なときがある．				
・手のなかに置かれた物を握ることもあるが，それらを使用しようとはしない．				
9. 新聞や雑誌を読むこと	P	E	S	R
・内容を理解し，関心を示し，ページをめくりながら，見出しや写真をみることができる．	✓			
・ページを無作為にめくり，他者から指摘された箇所には注意を向けることができる．				
・新聞を手にもち，もっていることを感じているかもしれないが，指示がなければページをめくろうとしない．内容に関心を示すこともない．				
・手のなかに新聞が触れるとそれを握るかもしれないが，手から離すこともできないし，握り続けることもできないことがある．				
合計 注意：合計が同数で2つの活動レベルに分かれた場合は，対象者は低い方の活動レベルと仮定するが，高い活動レベルに移行する潜在能力を有している．	6	3	0	0

この人の活動レベルの判定は： 計画

この情報をこの書式の最初のページに書き写してください．

対象者が活動にたずさわる際にどのように支援するか，その計画を立案する際の参考として，適切なPAL活動プロファイルを使用してください．

事例6

　イレーネ・ジョンソンは1955年にウエストインディーズからロンドンにやってきた看護師で，現在退職している．6年前に認知症を発症し，夫が自宅で世話をしてきた．夫はイレーネが寝ないこと，よく家を出ては行方不明になることに困っていた．イレーネは現在近くの認知症専門のケアホームで生活し，夫は毎日そこを訪れている．

　イレーネはスタッフに洗体や着衣を手伝ってもらっているが，手を拭く，ボタンを留めることなどはスタッフの促しによって少しの動作であれば行うことができる．

　イレーネはケアホームの周りを絶えず動き，食事のときも座ることがない．そして，彼女は歩き回りながらサンドイッチやフルーツを食べている．彼女が歩き回るときに何か物を拾ってはポケットにしまい，それをときどきトイレに捨ててしまうため，夫はそれを阻止しようと多くの時間で気を配っている．

　イレーネはスタッフとオフィスに行くことが好きで，会議のときには彼らのお茶を運んでいる．彼女はスタッフが話をし，笑っていると笑みを浮かべるが，問いかけには「はい」「いいえ」で答えるだけである．イレーネはそれらの会議の出入りを繰り返している．

　彼女はケアホームで組織されたいずれの活動にも参加せず，センソリールームによく行っては，そのなかの物に触れ，楽しんでいるような声を上げている．特にバブルチューブが好きで，長い時間それを見続けている．

　夫は自宅から彼女を楽しませる物をもっていく．西インド諸島の写真集や小冊子をよくもっていき，彼女に手渡すと無目的にページをめくっているが，夫が話しかけ，内容に関して示唆するとより細部まで内容をみるようになる．

　PALチェックリストを用いた結果，彼女の最も多い活動は**感覚**活動レベルであった．しかし，彼女は他者と交流をし，新聞をみるという馴染み深い活動をしているときはその能力はより高く，**探索**活動レベルである．この結果から活動プロフィールの情報を用いることで，彼女の残存能力を活かし，活動の制限を代償することができる．

プール活動レベル（PAL）チェックリスト

記入年月日：2011年　9月　1日　　　氏名：イレーネ・ジョンソン

記録者：介護者

提示された活動レベル（チェックリストを完成させた後，記入）	感覚

記入前に指示をよく読んでください．

チェックリストはすべて記入してください．	記号
・過去２週間の状態を思い起こして，それぞれの活動において対象者の能力を最も表す選択肢を１つチェックしてください．	
・もしどの選択肢にチェックすべきか迷ったときには，過去２週間で平均的な遂行状況を表すと考えられる能力レベルを選択してください．	P＝計画活動レベルの能力
・それぞれの活動において，１つの選択肢があります．	E＝探索活動レベルの能力
・それぞれの活動において，必ず１つの選択肢を選ぶようにしてください．	S＝感覚活動レベルの能力
・それぞれの列ごとにすべてのページの印（レ）を合計して一番下に記入してください．	R＝反射活動レベルの能力

	P	E	S	R
1. 入浴／洗体				
・入浴／洗体とも自立して行え，ときどき開始するのに少しだけ援助を要する．				
・タオルに石けんを付けてもらう必要があり，洗体時に各工程ごとに次の動作の指示を要する．				
・ほとんど他者の介助を必要とするが，促しがあれば顔や手を拭くことはできる．			✓	
・入浴や洗体は全面的に介助が必要である．				
2. 着衣	P	E	S	R
・何を着るかについて計画でき，棚から自分の服を選択し，正しい順序で着ることができる．				
・何を着るかについての計画は援助を必要とするが，衣服の認識やどのように着るかはわかっている．ただし，着衣の順序については，援助が必要である．				
・何を着るかについての計画やどの順序で着るかについては援助が必要であるが，段階ごとに他者の指示があれば，着衣の動作は行うことができる．			✓	
・何を着るか，着る順序や仕上げまで全面的に介助が必要である．介助者に協力して手足を動かせる場合もある．				
3. 食事	P	E	S	R
・箸やスプーンなどの適切な食器を使って，自立して食べることができる．				
・スプーンを用いて食事ができる．食べ物を小さく切り分けることに介助が必要な場合もある．				
・手指を使ってのみ，食事を食べることが可能である．			✓	
・全介助で食べさせてもらっている．				
4. 他者との交流	P	E	S	R
・社会的交流を自分から始めることができ，他者のニーズに対応することができる．				
・他者の存在に気づき交流を求めるが，自分のニーズに主な関心があるときがある．				
・他者の存在に気づいているが，自らかかわることなく相手から交流が開始されることを待っている．			✓	
・直接，身体的な接触があるとき以外は，他者の存在に気づいていない．				

	P	E	S	R
5. 集団活動技能				
・集団活動において，他者とかかわり合い，交代で活動したり道具を使用したりできる．				
・集団活動において，他者とときどきかかわり合い，気まぐれで集団に出たり入ったりをする．		✓		
・集団のなかで他者の存在に気づいており，他者と並んで活動ができるが，自分の活動に主に注意を向けている．				
・1対1の密な注意を向けられているとき以外は，集団のなかで他者に気づいていない．				
6. コミュニケーション技能	P	E	S	R
・適切な交流に注意を払い，一貫性のある話ができ，複雑な言語技術を使うことができる．				
・簡単な言語技術を使うことができるが，ボディランゲージは不適切で一貫性がないときもある．				
・言語的な交流に対して，主にボディランゲージを用いての反応になるときもある．理解力は制限される．			✓	
・接触，アイコンタクト，表情などを用いた直接的な身体的かかわりをとおしてのみ他者に反応ができる．				
7. 応用的活動（手芸、家事、園芸）	P	E	S	R
・活動を実行する計画を立て，目標を念頭に置いて慣れ親しんだ一連の仕事ができる．しかし，問題解決に支援が必要な場合がある．				
・最終的な結果より行っていることやつくっていることに対しての関心が強い．注意がそれやすく，目的を覚えていられるように促す必要がある．				
・活動を小さな工程に分割することが必要があり，各工程ごとに提示する必要がある．複数の感覚を刺激する課題のほうが注意が持続しやすい．			✓	
・活動を実際に行うことはできないが，他者との身近な接触，身体的感覚を刺激されるような体験に反応することはできる．				
8. 物品の使用	P	E	S	R
・計画的に物品を使用したり，視野にない物を探す能力がある．物品が慣れた／いつもの場所にないとき（たとえば，洗面用品や化粧品が戸棚のなかにありみえない場合）は苦労するが，どうにか探し出すことができる．				
・視野にあるものならば，適切に物品を選択できる（たとえば，洗面用品が洗面台の横の棚にあってみえる場合，使用できる）．				
・たまたまあった物品を無作為に使用するが，その使い方は不適切なときがある．			✓	
・手のなかに置かれた物を握ることもあるが，それらを使用しようとはしない．				
9. 新聞や雑誌を読むこと	P	E	S	R
・内容を理解し，関心を示し，ページをめくりながら，見出しや写真をみることができる．				
・ページを無作為にめくり，他者から指摘された箇所には注意を向けることができる．		✓		
・新聞を手にもち，もっていることを感じているかもしれないが，指示がなければページをめくろうとしない．内容に関心を示すこともない．				
・手のなかに新聞が触れるとそれを握るかもしれないが，手から離すこともできないし，握り続けることもできないことがある．				
合計 注意：合計が同数で2つの活動レベルに分かれた場合は，対象者は低い方の活動レベルと仮定するが，高い活動レベルに移行する潜在能力を有している．	0	2	7	0

この人の活動レベルの判定は： 　　感覚

この情報をこの書式の最初のページに書き写してください．

対象者が活動にたずさわる際にどのように支援するか，その計画を立案する際の参考として，適切なPAL活動プロフィールを使用してください．

事例7

　ミリー・ダンバーは近所の人々のサポートにより自宅で暮らし続けている．彼女は近親者がおらず，社会的サービスの支援も拒否し続けていた．ミリーは隣人により床で倒れている状態で発見され，転倒が原因の怪我と脱水治療のために救急病棟に入院した．その後，地域の病院に認知症のアセスメントを受けるために転院した．

　ミリーは看護師が活動を1工程ずつに分割して援助すれば，自分の身の回りの活動を遂行できている．入浴時の洗体や着衣は，自分の視野に必要物品があり，工程が分割されていれば自分でできる．そうした援助がなければ彼女は混乱し，他のことをし始める．

　ミリーはフォークとスプーンを用いて食事をとることができる．そのためには，スタッフは食事を切り分ける必要がある．食卓で誰かが音を立てたり彼女に触れたりすると，ミリーは相手をちらっとみるが，話しかけることもなく食事に集中し，食後はすぐに食卓を離れることが多い．他者が彼女を会話に引き入れようとしたときには，彼女はおしゃべりをし，感情を顔色や声の大きさを用いて表現することはあるが，話し言葉は限られるときもある．

　ミリーは自宅で生活するためのニーズや能力の評価のために作業療法のセッションに参加している．作業療法士は，ミリーにいくつかの集団活動に参加する機会を提供した結果，彼女は集団に入るのでなく活動に集中することを好むことがわかってきた．また，現在の情勢の理解や見当識を促すため，一対一で新聞を用いた活動を行ったところ，ミリーはその内容に関心を示すより新聞をもみくちゃにすることを楽しんでいるように観察された．

　PALチェックリストを用いた結果，彼女の最も多い活動レベルは**探索**活動レベルであったが，**感覚**活動レベルも多かった．このように2つのレベル間で分割されるような数のチェックがついた場合は，活動プロフィールを選択する目的においては，より低いレベルの能力を選択する．しかし，ミリーの能力がより高いレベルへ移行する可能性を考え，その機会を彼女に提供する必要があることをスタッフは認識しておく必要がある．

　スタッフは着衣，入浴，食事の活動を支援する個別行動計画も作成していく．その際に，これらの活動は**探索**活動レベルであることがわかっているため，ミリーが一般的なプロフィールである**感覚**活動レベルよりも現在は高い能力が発揮できるように支援すべきであろう．

プール活動レベル（PAL）チェックリスト

記入年月日：2011年　9月　1日　　氏名：ミリー・ダンバー

記録者：介護者

提示された活動レベル（チェックリストを完成させた後，記入）	感覚

記入前に指示をよく読んでください．

チェックリストはすべて記入してください．	
・過去2週間の状態を思い起こして，それぞれの活動において対象者の能力を最も表す選択肢を1つチェックしてください．	記号
・もしどの選択肢にチェックすべきか迷ったときには，過去2週間で平均的な遂行状況を表すと考えられる能力レベルを選択してください．	P＝計画活動レベルの能力
	E＝探索活動レベルの能力
・それぞれの活動において，1つの選択肢があります．	S＝感覚活動レベルの能力
・それぞれの活動において，必ず1つの選択肢を選ぶようにしてください．	R＝反射活動レベルの能力
・それぞれの列ごとにすべてのページの印（レ）を合計して一番下に記入してください．	

1. 入浴／洗体	P	E	S	R
・入浴／洗体とも自立して行え，ときどき開始するのに少しだけ援助を要する．				
・タオルに石けんを付けてもらう必要があり，洗体時に各工程ごとに次の動作の指示を要する．		✓		
・ほとんど他者の介助を必要とするが，促しがあれば顔や手を拭くことはできる．				
・入浴や洗体は全面的に介助が必要である．				

2. 着衣	P	E	S	R
・何を着るかについて計画でき，棚から自分の服を選択し，正しい順序で着ることができる．				
・何を着るかについての計画は援助を必要とするが，衣服の認識やどのように着るかはわかっている．ただし，着衣の順序については，援助が必要である．		✓		
・何を着るかについての計画やどの順序で着るかについては援助が必要であるが，段階ごとに他者の指示があれば，着衣の動作は行うことができる．				
・何を着るか，着る順序や仕上げまで全面的に介助が必要である．介助者に協力して手足を動かせる場合もある．				

3. 食事	P	E	S	R
・箸やスプーンなどの適切な食器を使って，自立して食べることができる．				
・スプーンを用いて食事ができる．食べ物を小さく切り分けることに介助が必要な場合もある．		✓		
・手指を使ってのみ，食事を食べることが可能である．				
・全介助で食べさせてもらっている．				

4. 他者との交流	P	E	S	R
・社会的交流を自分から始めることができ，他者のニーズに対応することができる．				
・他者の存在に気づき交流を求めるが，自分のニーズに主な関心があるときがある．				
・他者の存在に気づいているが，自らかかわることなく相手から交流が開始されることを待っている．			✓	
・直接，身体的な接触があるとき以外は，他者の存在に気づいていない．				

	P	E	S	R
5. 集団活動技能	P	E	S	R
・集団活動において，他者とかかわり合い，交代で活動したり道具を使用したりできる．				
・集団活動において，他者とときどきかかわり合い，気まぐれで集団に出たり入ったりをする．				
・集団のなかで他者の存在に気づいており，他者と並んで活動ができるが，自分の活動に主に注意を向けている．			✓	
・1対1の密な注意を向けられているとき以外は，集団のなかで他者に気づいていない．				
6. コミュニケーション技能	P	E	S	R
・適切な交流に注意を払い，一貫性のある話ができ，複雑な言語技術を使うことができる．				
・簡単な言語技術を使うことができるが，ボディランゲージは不適切で一貫性がないときもある．		✓		
・言語的な交流に対して，主にボディランゲージを用いての反応になるときもある．理解力は制限される．				
・接触，アイコンタクト，表情などを用いた直接的な身体的かかわりをとおしてのみ他者に反応ができる．				
7. 応用的活動（手芸，家事，園芸）	P	E	S	R
・活動を実行する計画を立て，目標を念頭に置いて慣れ親しんだ一連の仕事ができる．しかし，問題解決に支援が必要な場合がある．				
・最終的な結果より行っていることやつくっていることに対しての関心が強い．注意がそれやすく，目的を覚えていられるように促す必要がある．				
・活動を小さな工程に分割することが必要であり，各工程ごとに提示する必要がある．複数の感覚を刺激する課題のほうが注意が持続しやすい．			✓	
・活動を実際に行うことはできないが，他者との身近な接触，身体的感覚を刺激されるような体験に反応することはできる．				
8. 物品の使用	P	E	S	R
・計画的に物品を使用したり，視野にない物を探す能力がある．物品が慣れた / いつもの場所にないとき（たとえば，洗面用品や化粧品が戸棚のなかにありみえない場合）は苦労するが，どうにか探し出すことができる．				
・視野にあるものならば，適切に物品を選択できる（たとえば，洗面用品が洗面台の横の棚にあってみえる場合，使用できる）．		✓		
・たまたまあった物品を無作為に使用するが，その使い方は不適切なときがある．				
・手のなかに置かれた物を握ることもあるが，それらを使用しようとはしない．				
9. 新聞や雑誌を読むこと	P	E	S	R
・内容を理解し，関心を示し，ページをめくりながら，見出しや写真をみることができる．				
・ページを無作為にめくり，他者から指摘された箇所には注意を向けることができる．				
・新聞を手にもち，もっていることを感じているかもしれないが，指示がなければページをめくろうとしない．内容に関心を示すこともない．			✓	
・手のなかに新聞が触れるとそれを握るかもしれないが，手から離すこともできないし，握り続けることもできないことがある．				
合計 注意：合計が同数で2つの活動レベルに分かれた場合は，対象者は低い方の活動レベルと仮定するが，高い活動レベルに移行する潜在能力を有している．	0	5	4	0

この人の活動レベルの判定は： 感覚

この情報をこの書式の最初のページに書き写してください．

対象者が活動にたずさわる際にどのように支援するか，その計画を立案する際の参考として，適切なPAL活動プロファイルを使用してください．

これらの事例は，PALチェックリストを使用し能力のレベルを特定し，それを記録する方法を示した具体例である．PALの使用者は対象者がさまざまな活動にたずさわるための一般的な情報源となる適切なPALプロフィールを選択することが可能となる．対象者の生活歴プロフィールを踏まえることによって，この情報はいっそう確かなものとなる．

　一般的なPAL活動プロフィールに併せて，PAL使用者はPAL個別行動計画を完成させることが望まれる．これは，個人の活動をスムーズに運ぶための特定のガイドとなる．

　今回提示した前半の4事例は，チェックリストの各能力レベルは全体に渡って同じレベルである．したがって，4人の個別ケアのための個別行動計画を完成させるためには同じ能力レベルの情報を使うことになる．その一方で後半の3事例では，それぞれの活動が異なる能力レベルで機能している．PALチェックリストによって把握された能力レベルに基づき，活動にどのように参加するかが記録され，個別行動計画は作成されることになる．これらの状況においてどのように個別行動計画を完成させるかの具体例は第7章に示している．

第7章

介入の計画：PAL 活動プロフィールとPAL 個別行動計画の作成

　認知障害をもつ人に活動の遂行を促すとき，介護者は必要以上に介入しすぎないことが重要である．なぜなら，必要以上に介助をすると対象者は自信を失い，結果的により依存的になってしまう恐れがある．同様に介護者の介助が少なすぎないようにすることも重要である．これは，対象者にとって十分な援助が得られず活動が失敗に終わるよりは，必要な介助を得て活動を実行できたほうが，対象者のウェルビーイングが引き出されるからである．このように活動が実行できるようにするためには，認知障害をもつ人を過不足なく手助けする最善の計画を立てることが重要である．入居施設ではスタッフはケアプランの立案に慣れているが，時によってはそれらのプランは認知障害をもつ人が活動を遂行するための援助方法ではなく，単にその活動が実行されることだけに注意が向けられている場合がある．認知障害をもつ人が自宅で暮らしている場合，その家族にとって役立つケアプランを計画し，効果的な援助方法を共有することは不可欠である．このようなケアプランを計画することは，介護スタッフ，親類や友人にかかわらず，すべての介護者が一貫性のある援助を行うことを促進するであろう．

PAL 活動プロフィール

　PAL 活動プロフィールによって介護者が認知障害をもつ人の能力レベルを理解でき，活動に参加する手助けをする実践的な手法を導き出せる．活動レベルごとに1つずつ，4種類のPAL 活動プロフィールがあり，介護者はPAL チェックリストをチェックした後に対象者の適切なプロフィールを選択しなければならない．各プロフィールでは，活動を行うために必要とされる物品の配置の方法や言語的・身体的な指示の与え方について記述してある．また，対象者の能力レベルに応じて意味のある活動の目的と特性について記載されている．

　さらに，対象者に見合った能力と活動制限についての情報が示される．この情報は介護者が対象者の強みを活かすことと活動制限を補う方法を策定する際に役立つ．

　次項からPAL 活動プロフィールが認知障害をもつ人の幅広い活動の遂行をどのように助け，それによりいかに刺激的で生きがいのある生活の維持に役立つかを示す．

　PAL 活動プロフィールは一般的に能力の異なったレベルの認知障害をもつ人をどのように援助するかが記載されている．PAL 活動プロフィールを用いる最終の目的はどのような活動を提供し，どのように促進すべきかを検討することにある．この情報はPAL 活動プロフィールの書式の最後にある囲み内に記入する．第5章では生活歴プロフィールの情報を使用して，対象者にとって意味のある活動をPAL 活動プロフィールに記入する方法について説明した．

このチェックリストの使用例として，まず第6章で紹介した**計画**活動レベルのジョンについて解説する．彼のPAL活動プロフィールの概要は，彼が活動をするために必要な物品が慣れ親しんだ場所にあり，活動の結果が明らかである限り，さまざまな方法を模索して活動を行うことができる．彼は何を目指して努力しているのか，いつ終わるのかを理解している．しかし，ジョンは活動を遂行するのに必要な物が彼の予想する場所にないようなときは探せないなど，何らかの問題が生じたときには自分で解決できないこともあるかもしれない．

　また，エルシーのPALプロフィールから，慣れた環境下での馴染みのある活動であれば彼女は実行できるが，着衣などの複雑な工程を含んだ活動に問題があることがうかがえる．彼女は着衣動作を独力で行うことを望むかもしれないが，正しい順序での実行ができず，間違った結果に終わる可能性がある．エルシーは活動の開始時点では最終的な結果をはっきり想像することが困難なため，活動の開始はできるが完了ができないという傾向にある．

　ジョージのチェックリストから**感覚**活動レベルの能力で活動を行うことができることを示している．PAL活動プロフィールでは，このレベルの能力では活動を「行うこと」よりも，むしろ身体感覚に反応する可能性が高いことを示している．彼がうまく実行するために役立つ活動は，単純な1工程のもの，または単一の段階に分解されたものである．このレベルでは，ジョージは社会的接触を開始する能力に制限があり，最初の接触は他者に頼らざるを得ないだろう．

　ジェティーは彼女自身の感覚に対して直接的介入に限って周囲とかかわる．彼女は自発的にかかわりを探索することはなく，他者から提供される刺激や介入による体験に大部分を依存している．ジェティーの**反射**活動レベルのプロフィールからは，直接的な感覚刺激に対して反射的方法で反応することができ，それをとおして自分の存在や環境をより認識できることがわかる．このレベルでは，複雑な刺激や多角的な感覚介入に対しても反応することが難しいかもしれないし，あるいは混乱を招く恐れもある．

　PALプロフィールを適切に完成させれば，対象者の望んでいる活動全般について，介護者本人にとって意味のある方法で活動にたずさわることができる機会を最大限提供することができるようになるだろう．チェックリストの例は，これらのプロフィールをわかりやすくするために作成してある．

プール活動レベル（PAL）の個別行動計画

　介護者は入浴，食事や着衣といったパーソナルケアにかかわる活動を遂行する潜在的能力を把握できるような具体的な指針を常に求めている．プール活動レベル（PAL）の個別行動計画は，認知障害をもつ人が自身の能力を用いてパーソナルケアを行うことができるようにデザインされている．

　認知障害をもったとしても，維持され残存している機能もあるだろう．これは脳の損傷領域によって異なるかもしれない．どのような場合でも活動を遂行する能力は，必ずしも脳の健全性に影響されるわけではない．活動そのもの，活動する環境への馴染みの程度，活動を遂行する際の援助の方法が，対象者の能力を向上させるか，低下させるかを決定づけると考えられる．人はさまざまな活動をする際に異なったレベルの能力を必要とすることは明らかである．PALチェックリストの完成はこれを明らかにする手助けになり得る．

　本書では，介護者は着衣，入浴，食事といったパーソナルケア活動における対象者の能力レベルに着目するよう説明しており，これらの活動については個別行動計画ガイダンスノートが参考になる．つまり，対象者がこの3つの活動を行うときに活動を促進させる方法を明らかにしている．

個別行動計画ガイダンスノートの必要な情報を PAL 個人行動計画へ移すことは，複数の方法で実施できる．使用者はガイダンスノートをコピーしてそれらを切り個別行動計画に張り付けてもよいし，情報を書き記すことを好む者もいるだろう．

　社会心理的要因も活動を遂行するうえで対象者の能力を決定づける重要な役割を果たすので，個別行動計画を作成するときにこれらを熟慮することが望まれる．生活歴のプロフィールを参考にしたり，活動の遂行時の援助に対する対象者の反応の観察から，対象者の好みに注意を払うことやそれらを適応させるための計画立案もできる．

　電子版の PAL チェックリストは，www.jackiepoolassociates.org/PAL で購入できる．それを用いてチェックリストに記入することで，自動的に PAL 活動プロフィールや PAL 個別行動計画を作成できる．

　PAL のチェックリスト，プロフィール，個別活動計画は，本書の第 1 章に掲載した．これらは読者のケア対象者に利用する目的であればコピーは可能である．

PAL 活動プロフィール

計画活動レベルの能力

氏名：ジョン・ポーター　　　　　　　　日付：2011 年 9 月 1 日

予測される能力：
　　活動を遂行するためにさまざまな方法を探索できる
　　明確な目標をもって課題の達成に向けて取り組むことができる
　　目につく場所であれば，どのような物品でも探すことができる

予測される制限：
　　問題が生じた場合に解決できないことがある
　　複雑な用語は理解できないことがある
　　物品が慣れ親しんだ場所にない場合は，探せないことがある

介護者の役割：
　　対象者自身が活動をコントロールでき，複雑な工程をこなせるようにする
　　対象者が社会交流を始めるように励ます
　　問題が生じた場合に解決する

PAL 活動プロフィールを用いた計画活動レベルにおける支援方法

使用物品の配置	道具や材料がいつもの慣れ親しんだ場所にあるようにする．
言語的指示	活動の説明には短い文章を使い，「それから」「しかし」「だから」「もし」などの接続詞の使用は控える．返答のための時間を考慮に入れる．助言を思い出せないような場合は，指示を繰り返す．さりげなく手がかりを与え，起きた問題を解決するように対象者を励ます．
動作・実物での指示	起こり得るミスをどのように回避するかを説明しておく必要がある．問題を独力で解決できない場合は，解決法を実際にやってみせる．模倣してもらったうえで対象者を励ます．
他者とのかかわり	対象者自らが他者とかかわり始めることもできるが，最初は接触を促したり，交流を開始する機会を提供することが必要な場合もある．
活動の特徴	ある目標や最終的な結果を有し，それを成し遂げるための過程や方策を伴う活動が適している．

適切な余暇活動：

・対象者の興味・関心，職歴，家庭生活などの情報に基づいて，対象者にとって関心のある活動を特定する．あるいは，最初のうちは下記の活動から1つ選んで用いてもよい．
・介護者の選んだ活動が過度に複雑でないか確認する．
・他者と競う要素は動機づけを高める．

　　記憶ゲーム，新聞，身体運動，芸術・手工芸，ボードゲーム，コンピューターゲーム，会話，料理，ガーデニング，日曜大工，クロスワードパズル

活動計画：
ガーデニング
切手収集
外出／外食

　活動における新たな工程への手がかりとして，物品を慣れ親しんだ場所に置いておくことを心がけ，環境を一定にするなどジョンをサポートするために PAL 活動プロフィールを使用することで，彼はできるだけ長い間自立した状況を維持し，本来の姿を維持できるであろう．ジョンは活動の目的と方法が明確にわかっている場合は，あまり馴染みのない活動でも実行することができる．自尊心が損なわれないように活動が行われ，活動の目的と方法が明確にわかっていることは，ジョンに自信や安心感をもたらすであろう．

　PAL 個別行動計画を作成することで，ジョンの具体的で独特なパーソナルケアのニーズを支援するための最適な方法を介護者へ提供することができる．

プール活動レベル（PAL）
個別行動計画

名前：ジョン・ポーター　　　　　　　　日付：2011年9月1日

着衣

好みの衣服

ツイードのジャケット．

好みの習慣

シャツ，ネクタイ，ジャケットを常に着用している．

身支度の好き嫌い

4週間ごとに散髪にいくこと．

方法

- ジョンが何を着るのか，洋服ダンスからどの服を選ぶのかを計画するように励ましましょう．
- ジョンに自分で服を着ることを促しましょう．ただ，必要であれば援助しましょう．
- 服のタグに注意を促し，服の前や後ろの認識できるように手伝いましょう．
- 整髪，靴磨きのような身支度をジョンができるように促しましょう．

入浴／シャワー

好みの入浴用品

ジレット社製のスポーツ用ブランド．

好みの習慣

毎日朝食前にシャワーを浴びる．週に2〜3回夕方に入浴する．

入浴の好き嫌い

妻に背中を流してもらうことが好きである．

方法

・ジョンが自分でいつ入浴するか考えたり，水を出したり，いつもの棚から入浴用具を選んだりするように促しましょう．

・ジョンに自分で身体を洗うように促しましょう．必要に応じて援助しましょう．

・ジョンが入浴後に浴槽の水を流したり，浴槽を拭いたりするのを促しましょう．

食事

好みの食べ物

インド料理，イタリア料理，高級料理，モルトウイスキー．

好みの習慣

ラジオの4チャンネルでニュースを聞きながらムーズリ（干した果物，ナッツなどに牛乳やヨーグルトをかけた料理）を食べる．昼食は軽めで，早めに夕食を食べる．就寝前にウィスキーを楽しむ．

食事の好き嫌い

レストランのサービスには高い水準を期待している．

方法

・ジョンにいつ，何を食べたいか選択するように働きかけましょう．

・ジョンに食卓の準備を手伝ってもらい，いつも使う棚からフォークやナイフ，食器や香辛料を選ぶように促しましょう．

・ジョンに食後は片づけるように誘いましょう．

PAL 活動プロフィール

探索活動レベルの能力

氏名：エルシー・ジョーンズ　　　　　　　日付：2011 年 9 月 1 日

予測される能力：
　慣れ親しんだ環境で馴染みの深い活動が実行できる
　結果よりも活動するという体験を楽しむ
　2～3 の工程に細かく分けることで，より複雑な活動が実行できる

予測される制限：
　活動を始めるときにその結果について想像できないことがある
　活動をやり遂げても，そのことを認識できないことがある
　リスト，ラベル，新聞，日記などの手がかりを必要とする

介護者の役割：
　活動の最終結果に焦点をあてるよりも，対象者が活動しているという感覚を体験できるようにする
　対象者が扱えるように活動をいくつかの工程に分ける
　簡潔で理解しやすいように指示する
　対象者自らが近づいて交流を始めることはまれなので，介護者から働きかけ，交流のきっかけをつくる

PAL 活動プロフィールを用いた探索活動レベルにおける支援方法

使用物品の配置	道具や材料が必ず視野のなかにあるようにする.
言語的指示	短く簡略化した文で活動を説明する.「～と」「～でなく」「～だから」などの接続詞による指示を避ける. また,「～のなかに」「～によって」「～のための」などの前置詞は避ける. 助言を思い出せないような場合は, 指示を繰り返す.
動作・実物での指示	活動を2～3の工程に分ける.
他者とのかかわり	他者が対象者に近づき, 最初に接触するようにする.
活動の特徴	ルールに従わなければならないものや, 最終成果をあげないといけないといった活動ではなく, 対象者にプレッシャーを与えない活動が推奨される. 自発性や創造性のある活動がよい.

適切な余暇活動：

・対象者の興味・関心, 職歴, 家庭生活などの情報に基づいて, 対象者にとって関心のある活動を特定する. あるいは, 最初のうちは下記の活動から1つ選んで用いてもよい.

　　外出, 新聞記事に関する意見交換, 体操, 美術／工芸, 味見, ボードゲーム, コンピューターゲーム, 物品を用いた回想, 会話, 料理, ガーデニング, 日曜大工, 生け花

活動計画：

絵画と工芸

ファッション―買い物, 雑誌を読む, テレビをみる：米国や英国のトップモデル

回想

美容にかかわる活動―ネイルアート, 化粧, ヘアアレンジメント

　PAL 活動プロフィールを用いてエルシーを支援しようとするなら, 介護者はあらゆる活動を段階的に行うよう指導する必要がある. しかし, エルシーは着替えを独力で行いたいと望むと同時に, これまでどおりのおしゃれの水準も保ちたいと願っている. そこで, 介護者はエルシーの戸棚やタンスのなかの衣類を分類して整理し, ラベルをつけるなどして手助けすれば, 彼女は自分で適切に服を選ぶことができる. さらに, 着替えをしながら介護者が服の色や模様, 布の材質などに注意を向ければ, エルシーも楽しむことができるだろう. こうした感覚を用いたかかわりは, 単に着替えを行う以上に彼女にとって大きな意味をもつ. また, 髪を整えたり, 化粧をしたり, 宝飾品を身に着けたりするときに, 最後の仕上げをエルシー本人が行うように介護者が支援することは重要である. 鏡で自分の姿を確認するように励ますことで, 自分の外見について再び自信がもてるだろう.

　こうした情報は彼女の家族がエルシーに自信や自尊感情を経験させるのに役立つ. なぜなら, こうした援助によりエルシーは自分のおしゃれの水準を下げることなく, 着替えという活動を自分のレベルや能力に応じた形で行い, 自立していると感じることができるからである.

　PAL 個別行動計画を作成することで, エルシーの具体的で独特なパーソナルケアのニーズを支援するための最適な方法を提供することができる.

プール活動レベル（PAL）個別行動計画

名前：エルシー・ジョーンズ　　　日付：2011年9月1日

着衣

好みの衣服

ピンクのシャネルのブラウス，ディオールのドレス．

好みの習慣

朝食後に普段着に着替える．夕食のためにお洒落な服に着替える．

身支度の好き嫌い

毎日きちんと化粧をして，誰かに会う前にそれをやってしまわなければいけない．

方法

- その日に着る服について相談しましょう．たとえば，天気や今日の予定などには合っていますか？好みの服やアクセサリーはありますか？

- 服の色を合わせることやアクセサリーを選ぶことに時間をかけましょう．

- 活動はエルシーがコントロールできるまとまりに分けましょう．たとえば，下着が着替えの一番上になるように適切に服を重ねて置きましょう．エルシーが助けを求めるようなら，「下着を着ましょう」「次はズボン／ドレスよ」「ブラウス／カーディガンよ」など課題をとおして声をかけましょう．

- エルシーに鏡で自身の容姿をチェックすることを促しましょう．

入浴／シャワー

好みの入浴用品

クラブツリー＆イブリンのローズソープ，シャネルの5番の香水．

好みの習慣

毎晩就寝前に入浴をし，朝に身体を洗う．

入浴の好き嫌い

香りのある入浴剤の入ったお風呂に15分程度全身をつかることを好む．浴槽に入るのは手伝ってほしいが，その後の入浴中は独りにしてもらいたい．

方法

・エルシーが活動をうまく扱えるようにいくつかの工程に分けましょう．たとえば，エルシーに浴槽にお湯を入れることを促しましょう．これらができたら石けん，シャンプー，浴用タオル，タオルなどの物品を一緒に集めるように促しましょう．

・エルシーが入浴しているとき，上半身を洗い，流すように促しましょう．その後，下半身を洗い，流すように促しましょう．

・入浴用品は視野に入るようにし，容器にはわかりやすいラベルをつけましょう．

・浴室には魅力的な物，たとえば，珍しいバスオイルのボトルや貝殻を置き，それを探したり，それに関して話をするように促しましょう．

食事

好みの食べ物

スープ，サンドイッチ，シェリー酒．

好みの習慣

朝食はベッドで食べる．ランチがメインの食事で，毎夜ベッドでホットチョコレートをたしなむ．

食事の好き嫌い

スプーンを使って食事をすることが好き．マグカップで飲み物を飲むことは嫌いで，ソーサー付きの中国食器を好む．

方法

・フォーク，ナイフ，食器はみえる場所に保管し，エルシー自身で食事道具を選べるように促しましょう．

・食べ物は2～3種類から選ぶなど簡単な選択肢を設けて提供しましょう．

・テーブルを花などで飾り，音楽をかけ，社交的な雰囲気をつくり会話を促しましょう．

第 7 章　介入の計画：PAL 活動プロフィールと PAL 個別行動計画の作成

PAL 活動プロフィール

感覚活動レベルの能力

氏名：ジョージ・オーウェン　　　　　　　日付：2011 年 9 月 1 日

予測される能力：
　身体感覚には反応できる
　誘導されれば 1 つの工程の活動を遂行できることもある
　一度に 1 つの工程になるように活動を細かく分ければ，複雑な活動が実行できる

予測される制限：
　特定の結果を得る活動を遂行するにあたり，意識的に計画を行うことができない場合がある
　社会的な交流は他者に依存している

介護者の役割：
　活動が対象者の感覚にどのような影響を与えるか体験できるように支援する
　一連の活動を 1 工程ずつ細かく分ける
　簡潔で理解しやすいように指示する
　介護者から働きかけ，交流のきっかけをつくる

PAL 活動プロフィールを用いた感覚活動レベルにおける支援方法

使用物品の配置	対象者が身体的な接触をとおして，確実に道具や材料に気づくようにする．
言語的指示	行動を実行に移すための指示は，端的に対象物と動作の指示に限る．たとえば，「腕をあげて」「ブラシをもって」など．
動作・実物での指示	実際の対象物を用いて行動を実演する．一連の活動を1工程ずつに分割する．
他者とのかかわり	他者のほうから交流を始める必要がある．社会的な交流を続けるためには，身体的な接触や対象者の名前をよぶことなどを用いる．
活動の特徴	活動は感覚的な体験の機会として用いられる．複数の感覚を用いるものであってもよい．反復的な行動が適している．

適切な余暇活動：

・対象者の興味・関心，職業，生活習慣などの情報に基づいて，対象者にとって関心のある活動を特定する．あるいは，最初のうちは下記の活動から1つを選んで用いてもよい．

　　センソリーボックス（※：sensory box），香りをかぐ，味見，手のマッサージ，運動，音楽と歌うこと，ダンス，掃き掃除，磨くこと，テーブルを拭くことなど

　※センソリーボックス：箱の中に手を入れ手探りで物品の感覚を楽しめるように作られた遊具

活動計画：

　音楽―鑑賞，演奏（タンバリン，ベル，マラカス）
　感覚活動―センソリールーム，センソリーボックス
　食卓の準備―テーブル拭き，床掃除

　事例検討（第6章）にあるように，ジョージは感覚，とりわけ触覚刺激を楽しみ，それを通して外界への接触ができる．介護者はジョージにとっての触覚刺激の重要性を理解しており，適度な触覚刺激をとおして外界に接する機会を提供している．

　PAL活動プロフィールは，ジョージにとっては活動の結果よりもむしろ活動を実行する過程を楽しむことが重要であることを介護者が認識するのに役立つと考えられる．また活動能力の低下にもかかわらずジョージはまだ多くの能力が残存しており，1工程の活動であれば認識でき行える．何らかの物品の表面をさすったり，磨いたり，拭いたりするような活動がそこに含まれる．

　このような方法でジョージに対して活動が提供されるとき，自宅に置いてある物品の感覚を感じとったり動かす活動をすることで反射的に感覚を取り戻すこともあるだろう．

　PAL個別行動計画を作成することで，ジョージの具体的で独特なパーソナルケアのニーズを支援するための最適な方法を介護者へ提供することができる．

プール活動レベル（PAL）
個別行動計画

名前：ジョージ・オーウェン　　　　　日付：2011年9月1日

着衣

好みの衣服
ジャージ，マンチェスターユナイテッドのTシャツ．

好みの習慣
朝食前に着替える．ラジオの1チャンネルをかけること．

身支度の好き嫌い
ひげを剃ることは嫌いで，あごひげを生やしている．

方法
- 着用する服に簡単な選択肢を与えて選んでもらいましょう．
- 服の素材を楽しむ瞬間を提供しましょう．たとえば，生地の触り心地を楽しんだり，異なった素材を手にもって柔らかくこすり合わせたり，洗濯後のにおいをかいだりしましょう．
- 課題を1工程ずつに分けましょう．たとえば，「ベストを着て」「下着をはきましょう」「今からズボンを着ましょう」など声をかけましょう．

入浴／シャワー

好みの入浴用品
マンチェスターユナイテッドの液体石けん．

好みの習慣
毎朝洗顔し，1週間に一度お風呂に入る．

入浴の好き嫌い

眼に石けんが入るのを嫌う．

方法

- バスルームの準備をし，お湯を浴槽に溜めておきましょう．

- バスルームは暖かくしジョージを迎え入れましょう．音楽（ラジオ1チャンネル）をかけ，アロマオイル，マンチェスターユナイテッドのバブルバスを使用するなどしましょう．キャンドルを置くときは棚の手の届かないところに置き，水面に浮くゲームも用いましょう．

- することを1工程ずつに分け，ジョージへの指示は簡潔にしましょう．たとえば，「タオルに石けんをつけて」「腕を洗って」「腕を流して」「胸を洗って」「胸を流して」など．

食事

好みの食べ物

ソーセージ，マッシュポテト，ビーフパイ，チップス．

好みの習慣

マンチェスターユナイテッドのクッションのある彼の椅子に座る．いつも友人と食事をする．手を使って食べ，おしぼりで手を拭いてきれいにする．

食事の好き嫌い

辛い食べ物は好きでない．フォークを渡されることは嫌いだが，時折スプーンを使って食べることを受け入れる．

方法

- さまざまな色，味，歯ごたえが体験できる食べ物を提供しましょう．

- ジョージが手で食べられる物を提供し，食べ物と感じられるように援助しましょう．

- スプーンを手渡し，ジョージに手でもつように促し，「ポテトをすくいましょう」「腕をあげましょう」「口をあげましょう」など，口頭で指示をしましょう．

PAL 活動プロフィール

反射活動レベルの能力

氏名：ジェティー・ローソン　　　　　日付：2011 年 9 月 1 日

予測される能力：
　　直接的感覚刺激に対し反射的に反応することができる
　　直接的感覚刺激により自己と他者との認識を高めることができる
　　ボディランゲージを用いて社会的交流に反応できることもある

予測される制限：
　　周囲の環境や自分自身の身体でさえも，認識がないことがある
　　多種の感覚的経験が重なり合うと，それらを整理・統合するのが困難なことがある
　　過剰な刺激がある環境下では動揺することがある

介護者の役割：
　　対象者が自分自身をより認識できるようにする
　　対象者を取り巻く環境についての気づきや認識が，より誘発されるようにする
　　直接的感覚刺激をとおして対象者とかかわり合う
　　環境を注意深く見守り，刺激の重複や背景音，騒音を減らす

PAL 活動プロフィールを用いた反射活動レベルにおける支援方法

使用物品の配置	ターゲットとなる身体の部位を直接刺激する．たとえば，袖に腕を通す前に腕をさする．目の動きを促進するため視野を横切るような光を用いる．
言語的指示	口頭指示は，動きに関する指示に限定する．たとえば，「持って」「そのまま」「開けて」．対象者との関係を築くため，温かく，安心させるような口調で，声の大きさも相手に合わせて話しかける．
動作・実物での指示	関連のある身体の部位に触れることで，動きを誘導する．
他者とのかかわり	非言語的コミュニケーションとしてアイコンタクトを保ったまま，表情・ジェスチャー・姿勢を最大限活かす．相手が真似できるような社会的動作を用いる．たとえば，笑う，手を振る，握手する．
活動の特徴	触覚，嗅覚，聴覚，視覚，味覚といった単一の感覚に焦点をあてた活動がよい．

適切な余暇活動：

・対象者の興味・関心，職業，生活習慣などの情報に基づいて，関心・意味のある活動を明らかにする．あるいは，最初のうちは下記の活動から 1 つを選んで用いてもよい．

　　香りをかぐ，味見，手のマッサージ，音楽，明かり，質感のある物，打楽器，センソリーモビール（※sensory mobiles）

　※センソリーモビール：頭上につるして，回転し上下に揺れるようにバランスを取った遊具

活動計画：

音楽鑑賞―お気に入りの曲を聞く，訪問してくる子どもの音楽隊の楽曲を聞くこと

手のマッサージ

感覚活動
・強い色やにおいの花やハーブを持ち，においをかぐ
・レインメーカー（※1：rainmaker）
・センソリーエプロン（※2：sensory apron）

※1 レインメーカー：ひっくり返すと雨が降っている音が鳴るようなできた遊具
※2 センソリーエプロン：身につけ手触りを楽しむことができるようにつくられたエプロン

　ジェティーの PAL 活動プロフィールは，彼女にとって聴覚，視覚，嗅覚，味覚，触覚の感覚を刺激する他者からのアプローチがいかに重要かを示している．そのようなとき，ジェティーは明らかな反応を示すので，頻繁にこれらの刺激を与えるように計画することは他者や周囲とかかわる機会の増加につながる．

　PAL 個別行動計画を作成することで，ジェティーの具体的で独特なパーソナルケアのニーズを支援するための最適な方法を介護者へ提供することができる．

プール活動レベル（PAL）
個別行動計画

名前：ジェティー・ローソン　　　　　　**日付**：2011年9月1日

着衣

好みの衣服
柔らかいウールのカーディガンと四角に編まれたブランケットを膝かけにする．

好みの習慣
やさしい音楽と援助の際のなだめるように彼女と話すこと．

身支度の好き嫌い
ヘアブラシで髪をとかれることが好き．

方法
- ジェティーには服を準備してあげましょう．服が着替えられるプライベートな空間で，椅子やベッドが座るのに適した高さであるか確認しましょう．

- ジェティーが自分で服を着られるように活動の各段階を通じて話しかけましょう．落ち着いた声でゆっくりと，介護者が怖くない人とわかるように笑顔で話しかけましょう．

- しっかりとした穏やかな動きで，服を着せる四肢に対して反応を導くように刺激を加えましょう．ジェティーに協力してもらうように，必要に応じて「持ち上げて」「立って」「座って」など1語の指示を与えましょう．

- 着衣の最後には，マッサージのできる固めのブラシでジェティーの髪をときましょう．

入浴／シャワー

好みの入浴用品
ラベンダーのバブルバス．

好みの習慣

就寝前に入浴して，熟睡する．

入浴の好き嫌い

風呂のなかで髪を洗われるのは嫌いだが，洗面台で髪を洗われることは受け入れる．

方法

・浴槽にお湯を入れバスルームの準備をし，ラベンダーのバブルバスを入れましょう．

・バスルームが温まってから入るのを促し，ドアやシャワーカーテンを閉め，浴槽や床の上で滑らないように滑り止めのバスマットを使用することにより安心感をもたらしましょう．混乱を招く恐れのある必要のないものは片づけておきましょう．

・ジェティーが身体を洗ったり，流したりするときにしっかりマッサージをして刺激しましょう．

・風呂を出るときは，ジェティーをタオルでしっかり包み込みましょう．

食事

好みの食べ物

ケーキ，柔らかいフルーツ，チョコレート．

好みの習慣

介助されながらスプーンで食べることを楽しんでいる．

食事の好き嫌い

他の人と一緒のテーブルで座って食べるのは嫌い．肘かけのある自分の椅子で介助されて食べることを好む．

方法

・コンタクトをとるためにジェティーの前腕を触ったり，アイコンタクトを維持し，活動の喜びを感じられるように微笑みかけたりしましょう．

・ジェティーの手にスプーンを置き，その手を介護者の手で覆い介助してスプーンで食物をすくい，口へもっていくように動かしましょう．

・食べ物をジェティーの口の近くにもっていき「開けてください」と言い，介護者が口を開けて行動を示しましょう．スプーンは優しくジェティーの唇に触れるようにしましょう．

PAL 活動プロフィール

計画活動レベルの能力

氏名：ケン・アトキンス　　　　　　　　日付：2011 年 9 月 1 日

予測される能力：
　　活動を遂行するためにさまざまな方法を探索できる
　　明確な目標をもって課題の達成に向けて取り組むことができる
　　目につく場所であれば，どのような物品でも探すことができる

予測される制限：
　　問題が生じた場合に解決できないことがある
　　複雑な用語は理解できないことがある
　　物品が慣れ親しんだ場所にない場合は，探せないことがある

介護者の役割：
　　対象者自身が活動をコントロールでき，複雑な工程をこなせるようにする
　　対象者が社会交流を始めるように励ます
　　問題が生じた場合に解決する

PAL 活動プロフィールを用いた計画活動レベルにおける支援方法

使用物品の配置	道具や材料がいつもの慣れ親しんだ場所にあるようにする.
言語的指示	活動の説明には短い文章を使い,「それから」「しかし」「だから」「もし」などの接続詞の使用は控える. 返答のための時間を考慮に入れる. 助言を思い出せないような場合は, 指示を繰り返す. さりげなく手がかりを与え, 起きた問題を解決するように対象者を励ます.
動作・実物での指示	起こり得るミスをどのように回避するかを説明しておく必要がある. 問題を独力で解決できない場合は, 解決法を実際にやってみせる. 模倣するように対象者を励ます.
他者とのかかわり	対象者自らが他者とかかわり始めることもできるが, 最初は接触を促したり, 交流を開始する機会を提供することが必要な場合もある.
活動の特徴	ある目標や最終的な結果を有し, それを成し遂げるための過程や方策を伴う活動が適している.

適切な余暇活動：

- 対象者の興味・関心, 職歴, 家庭生活などの情報に基づいて, 対象者にとって関心のある活動を特定する. あるいは, 最初のうちは下記の活動から1つ選んで用いてもよい.
- 介護者の選んだ活動が過度に複雑でないか確認する.
- 他者と競う要素は動機づけを高める.

　　記憶ゲーム, 新聞, 身体運動, 芸術・手工芸, ボードゲーム, コンピューターゲーム, 会話, 料理, ガーデニング, 日曜大工, クロスワードパズル

活動計画：

　ガーデニング
　外出 / 外食
　ニュースについて意見交換をする集まり
　クイズ

プール活動レベル（PAL）
個別行動計画

名前：ケン・アトキンス　　　　　　　　**日付：**2011 年 9 月 1 日

着衣

好みの衣服

前開きのカラーシャツとズボン，外出にはジャケットとネクタイ，どの屋外イベントにも帽子を着用する．

好みの習慣

起きてからベッドでミルクと砂糖の入った紅茶を飲む．朝食前にシャワーを浴び，着替える．

身支度の好き嫌い

常に電気カミソリを使用し，シェービングクリームなどを使う髭剃りは嫌い．

方法

- その日に着る服について相談しましょう．たとえば，天気や今日の予定などには合っていますか？好みの服やアクセサリーはありますか？

- 服の色を合わせることやアクセサリーを選ぶことに時間をかけましょう．

- 活動はケンがコントロールできるまとまりに分けましょう．たとえば，下着が着替えの一番上になるように適切に服を重ねて置きましょう．ケンが助けを求めるようなら，たとえば，「下着を着ましょう」「今はズボンとシャツを着ましょう」など課題をとおして声をかけましょう．

- ケンに鏡で自身の容姿をチェックすることを促しましょう．

入浴／シャワー

好みの入浴用品

リンクス・アフリカのシャワージェルとデオドラント．髭剃りの後はオールドスパイスのデオドラント．

好みの習慣

朝にシャワーを浴びる．夜に身体を洗う．

入浴の好き嫌い

風呂に入ることは好きでない．

方法

- ケンが自分でいつ入浴するか考えたり，シャワーを浴びたりいつもの棚から入浴用具を選んだりするように促しましょう．

- ケンに自分で身体を洗うように促しましょう．必要に応じて援助しましょう．

- ケンがシャワーを止めたり，シャワーユニットを拭いたりするのを促しましょう．

食事

好みの食べ物

フィッシュアンドチップス，ローストした料理．

好みの習慣

食堂に一番乗りすることを好む．部屋に面した窓側のテーブルに座る．昼食にしっかり食べることを好み，軽めのお茶を好む．

食事の好き嫌い

辛い食べ物は嫌い．

方法

- ケンにいつ，何を食べたいか選択するように働きかけましょう．

- ケンに食卓の準備を手伝ってもらい，いつも使う棚からフォークやナイフ，食器や香辛料を選ぶように促しましょう．

- ケンに食後は片づけるように誘いましょう．

PAL 活動プロフィール

感覚活動レベルの能力

氏名：ミリー・ダンバー　　　　　　　　日付：2011 年 9 月 1 日

予測される能力：
　身体感覚には反応できる
　誘導されれば 1 つの工程の活動を遂行できることもある
　一度に 1 つの工程になるように活動を細かく分ければ，複雑な活動が実行できる

予測される制限：
　特定の結果を得る活動を遂行するにあたり，意識的に計画を行うことができない場合がある
　社会的な交流は他者に依存している

介護者の役割：
　活動が対象者の感覚にどのような影響を与えるか体験できるように支援する
　一連の活動を 1 工程ずつ細かく分ける
　簡潔で理解しやすいように指示する
　介護者から働きかけ，交流のきっかけをつくる

PAL 活動プロフィールを用いた感覚活動レベルにおける支援方法

使用物品の配置	対象者が身体的な接触をとおして，確実に道具や材料に気づくようにする．
言語的指示	行動を実行に移すための指示は，端的に対象物と動作の指示に限る．たとえば，「腕をあげて」「ブラシをもって」など．
動作・実物での指示	実際の対象物を用いて行動を実演する．一連の活動を1工程ずつに分割する．
他者とのかかわり	他者のほうから交流を始める必要がある．社会的な交流を続けるためには，身体的な接触や対象者の名前をよぶことなどを用いる．
活動の特徴	活動は感覚的な体験の機会として用いられる．複数の感覚を用いるものであってもよい．反復的な行動が適している．

適切な余暇活動：

・対象者の興味・関心，職業，生活習慣などの情報に基づいて，対象者にとって関心のある活動を特定する．あるいは，最初のうちは下記の活動から1つを選んで用いてもよい．

　　センソリーボックス（※：sensory box），香りをかぐ，味見，手のマッサージ，運動，音楽と歌うこと，ダンス，掃き掃除，磨くこと，テーブルを拭くことなど

　※センソリーボックス：箱の中に手を入れ手探りで物品の感覚を楽しめるように作られた遊具

活動計画：

　一対一の感覚活動—手のマッサージ，センソリーボックス

　一対一の1工程の活動—糸巻き，洗濯物をたたむ

プール活動レベル（PAL）
個別行動計画

名前：ミリー・ダンバー   **日付：**2011年9月1日

着衣

好みの衣服

スカートとジャンパー．

好みの習慣

ガウンを着たまま朝食を食べ，その後洗面をして服を着る．

身支度の好き嫌い

化粧やマニキュアはしない．石けんをつけず，水だけで顔を洗う．

方法

- その日に着る服について相談しましょう．たとえば，天気や今日の予定などには合っていますか？好みの服やアクセサリーはありますか？

- 服の色を合わせることやアクセサリーを選ぶことに時間をかけましょう．

- 活動はミリーがコントロールできるまとまりに分けましょう．たとえば，下着が着替えの一番上になるように適切に服を重ねて置きましょう．ミリーが助けを求めるようなら，「下着を着ましょう」「今はスカートとブラウスを着ましょう」など課題をとおして声をかけましょう．

- ミリーに鏡で自身の容姿をチェックすることを促しましょう．

入浴／シャワー

好みの入浴用品

インペリアルレザーの石けん．

好みの習慣

朝は身体を洗い，夜に入浴する．

入浴の好き嫌い

バブルバスが好きで小さめのタオルを好む．

方法

- ミリーが活動をうまく扱えるようにいくつかの工程に分けましょう．たとえば，ミリーが浴槽にお湯を入れることを促しましょう．これらができたら石けん，シャンプー，浴用タオル，タオルなどの物品を一緒に集めるように促しましょう．

- ミリーが入浴しているとき，上半身を洗い，流すように促しましょう．その後，下半身を洗い，流すように促しましょう．

- 入浴用品は視野に入るようにし，容器にはわかりやすいラベルをつけましょう．

- 浴室には魅力的な物，たとえば，珍しいバスオイルのボトルや貝殻を置き，それを探したり，それに関して話をするように促しましょう．

食事

好みの食べ物

目玉焼きとイギリス風の朝食．チョコレート．

好みの習慣

彼女がテーブルを離れやすくするように窓側に向かって座る必要がある．

食事の好き嫌い

誰も知る人はいない．

方法

- フォーク，ナイフ，食器はみえる場所に保管し，ミリー自身で食事道具を選べるように促しましょう．

- 食べ物は2～3種類から選ぶなど簡単な選択肢を設けて提供しましょう．

- テーブルを花などで飾り，音楽をかけ，人とかかわりやすい雰囲気をつくり会話を促しましょう．

第8章

介入の実行

活動

　われわれが行う活動は幅広く，身の回りのことを行うセルフケア活動，掃除・炊事・庭仕事といった家事的活動，余暇のレジャー活動の3つのカテゴリーに分類して考えることは意義がある．これに加えて，人それぞれの活動に関する感覚のニーズや好みを考慮する必要がある．この点を考慮することで，特に**感覚**活動レベルや**反射**活動レベルの人に対しても感覚に焦点を当てた特別な支援を行うことができる．次章では，対象者に合わせた感覚を設定するスペシャリストであるLesley Collier博士に「感覚を用いた介入の計画と実行」というテーマに関してより深く解説してもらう．

　認知障害をもつ人はPAL活動プロファイルを用いて活動を実行することができ，個別行動計画ではパーソナルケアの活動に特別な注意が払われている．

　多くの介護スタッフは，個々の活動を手助けする時間は十分でないと感じているだろう．特に対象者の活動の速度が遅いときに顕著である．多くの家族介護者にとって，対象者が活動を行えるように援助するのは，身体的・精神的な負担となるかもしれない．また，日常生活の全領域で潜在能力を最大限に発揮しようとすると，認知障害をもつ人も同様に疲弊する．たとえば，介護施設や病院のような公共施設では，対象者の個人的な活動の支援に時間を割くだけの十分なスタッフがいないことが多い．

　この解決策は，認知障害をもつ人にとって最も重要性が高い活動を優先させることである．重要性が低い領域は介助量を増やすことで対象者の負担を減らし，重要なことはできるだけ自分でできるように促すことである．たとえば，（事例に出てきた）エルシーが外見にいつも多くの注意を払っているのであれば，彼女の潜在能力を発揮してもらうためには身だしなみこそ自分でできるよう促すことが重要になり，ベッドメイキングのような家事的活動は彼女に代わって行うほうがよい．ジョージは社交や食事に高い意欲を示し，周囲の感覚的な経験に反応し始めているので，入浴や着替えはむしろ介助してもらい，その代わりにより多くの時間とエネルギーを感覚的な体験をとおして他者との交流に力を注ぎ楽しめるようにすることが望ましいだろう．

　近親者や友人が介護者である場合は認知障害をもつ人の個性や人生についての幅広い情報をもっていることが多い．PALの生活歴プロファイル（第5章）はこのタイプの情報を集め記録するのに有用であり，最も適した活動の計画を行う際に価値ある出発点となり得る．もし対象者が施設に入所していれば，介護者はこの情報をスタッフと共有し，最も適した活動が提供でき，もし対象者が介護者と一緒に自宅で暮らしていて，訪問介護などのサービスが提供されていれば，この情報はサービス提供者と共有できるだろう．

認知障害をもつ人に対し，以前のように高い認知レベルを求める活動を勧めることは不適切だと介護者は感じることがあるかもしれない．しかし対象者が活動に興味をもっている場合には，それを実行する機会をまだ楽しむことはできるであろう．その結果が最終的に十分できないと心配であれば，PAL活動プロフィールのガイダンスを参照することで対象者が活動を自分でこなせるようになる．多くの認知障害をもつ人にとって活動の最終的な結果は，活動の過程に参加することと同じように重要とは限らない．介護者はこのことを認識すると最終的な結果として達成されることよりも，活動を経験して感じられることをより重視することができる．

対象者がどのように活動を遂行するかを理解し，個人の興味や慣れ親しんだ習慣について把握することは，個人特有の作業を行ううえで有用である．対象者に意味のある活動を提供する機会があれば，認知能力は改善するかもしれないし，活動を促進させる支援を実施すれば，対象者の能力を維持する手助けとなるだろう．一方，対象者の能力レベルが低下するような状況，つまり認知障害が引き起こされる状況であっても，個人の興味の変化はあまり起こりえないだろう．そのため，新しいレベルのPAL活動プロフィールを用いて活動を継続することもできる．たとえば，ジョンは**計画**活動レベルのPAL行動計画を用いてガーデニングの活動が援助されている．将来的にこれらの能力の低下がみられたとしても，ガーデニングの興味を持続する方法についての指針となる探索的活動レベルのPAL活動プロフィールを用いることで，ガーデニング活動を引き続き適切にできるかもしれない．

個人の興味をもつ活動を行い，適切なPAL活動プロフィールを用いることで，個人に適合したレベルを提示することが可能である．**計画**，**探索**，**感覚**，**反射**の各レベルの代表的な活動例を次項に示す．PAL活動プロフィールの情報を日々の実践に生かすためにはどのように解釈すればよいかを示すためのものである．

活動：ガーデニング

□計画活動レベル
- 種のカタログやガーデニング雑誌を読み，ホームセンターなどに行き，植え付けの計画をしましょう．
- ガーデニング用の棚や荷車から必要物品を出し，庭やプランターに植え付けることを勧めましょう．
- 水やりや草取りは対象者に任せましょう（忘れないように思い出させる必要があるかもしれません）．
- 活動終了後の掃除や適切な場所への片づけを促しましょう．

□探索活動レベル
- 植え付け方を創造的にできるようアレンジし，珍しいプランターを使い，さらに植物がより魅力的にみえるよう考えることに時間を使うように促しましょう．
- 作業場の近くの視野に入る場所に必要な道具を置きましょう．文字やイラストがみえるように植物ラベルと堆肥の袋は対象者のほうに向けましょう．
- 活動をいくつかの工程に分けましょう．たとえば，シャベルやスコップでトレイやボールに培養土を入れるように促しましょう．その後，プランターに植物を入れましょう．そしてそれが終わったら，ジョウロに水を入れ，水を与えるように促しましょう．
- 他者と交流できる機会をつくりましょう．たとえば，活動中に以前つくった庭について回想する

機会をつくったり，好きな植物の話をしたりしましょう．

☐ 感覚活動レベル
- 必要な道具はテーブルに置きましょう．
- 堆肥をプランターに入れるときは，手を使うように促しましょう．堆肥を砕き，なめらかにすることに時間をかけましょう．
- 香りのあるハーブまたはレモンゼラニウムを植えましょう．それらの葉を対象者が自分で摘み，香りを楽しんだり味見をしてみたりすることを促しましょう．
- 対象者の１週間の予定表や毎日のスケジュールに水やりの予定を入れ，活動をともに行いましょう．

☐ 反射活動レベル
- 活動を行う際は，介護者は対象者の隣にいましょう．快適な状態にあるかどうかを確認しながら，介護者が行っていることをみてもらいましょう．
- 使われていない物品は対象者からみえないようにしましょう．
- 介護者の手の上で対象者と一緒に植物をやさしく押しつぶし，手に香りづけをしましょう．そして，対象者の手を顔に近づけ，植物の香りを楽しんでもらいましょう．
- 介護者自身も活動を楽しむように行い，対象者に笑いやうなずきなどのボディランゲージで示しましょう．

活動：フルーツサラダの準備

☐ 計画活動レベル
- 出来上がりの写真があるレシピを使いましょう．
- レシピの指示にしたがって，サラダ用のフルーツジュースベースをつくることを促しましょう．
- フルーツを切り，器に盛り付けることは対象者に任せましょう．

☐ 探索活動レベル
- サラダ用のフルーツジュースベースの代わりにフルーツの缶詰を使いましょう．十分な量となるように新鮮なオレンジジュースを追加します．ベースに入れる新鮮なフルーツを対象者に選んでもらいましょう．
- 必要な道具が対象者の視野に入るように作業場を整理しましょう．必要な物品がわかりやすいようにしましょう．たとえば，フルーツの缶やオレンジジュースの入れ物はラベルがみえるように配置しましょう．
- フルーツの色が魅力的にみえるように使用するフルーツや器を自由に選び，話し合うことを促しましょう．
- 活動をいくつかの工程に分けましょう．たとえば，缶詰を開けて，それをサラダの入れ物に入れましょう．それが終わったら，対象者が切り分けている間に介護者がフルーツの皮を剥きます．
- 他者と交流できる機会をつくりましょう．家族の食事について回想したり，好きな食べ物について話し合ったりする機会として活動を利用しましょう．

□ 感覚活動レベル

- オレンジ，リンゴ，梨，種なしブドウ，器，ナイフをテーブルの上に準備しましょう．パイナップルの缶詰を開け，サラダのベースにしましょう．
- フルーツを1つずつもつように促しましょう．そして，その手触りや香りを楽しむように促しましょう．
- 活動を1工程ずつに分けましょう．介護者がリンゴと梨を切っている間に，対象者にオレンジの皮を剥き，房を分けるように促しましょう．それが終わったら，ブドウを茎からはずし，残りのサラダと一緒に器のなかに入れましょう．
- すべてが終わったら，対象者に指の香りをかぐことやサラダの香りや見た目を楽しむことを促しましょう．

□ 反射活動レベル

- フルーツサラダを準備する際は，介護者は対象者の隣にいるようにしましょう．快適な状態であるかを確認しながら，対象者が行っていることをみてもらいましょう．
- 準備しているフルーツが対象者の視野に入るようにしましょう．また，使用していないフルーツや物品は視野に入らない場所に置いてください．
- バナナやキューイフルーツのような柔らかいフルーツの一部を対象者の手に置き，それらをもてるよう介助します．そして，その手を顔に近づけ，果物の香りや味を楽しむことを促しましょう．
- 介護者自身も活動を楽しむように，対象者に笑いやうなずきなどのボディランゲージで示しましょう．

第9章

感覚を用いた介入の計画と実行

Lesley Collier

はじめに

　認知症をもつ人にとって活動とのかかわりは，ウェルビーイングを維持するうえで重要な側面であると長く考えられてきたが，認知症が中程度から重度になると，活動や作業は利用できないか，もしくは能力に見合った活動技能レベルの調節がうまくいかないとみなす人が多い．しかし，感覚を用いた活動はより重度の認知障害をもつ人が活動にかかわることができる方法の一つである．本章では，感覚機能の役割や重度の認知障害をもつ人の活動について掘り下げ，PAL活動プロフィールを用いてどのように感覚を用いた活動や多重感覚環境を実際に用いることができるかを説明する．

認知機能低下による活動と作業の役割

　認知症をもつ人それぞれに合った活動を見出すためには，ウェルビーイングの感覚を最大限に高める活動の機会を増やすのを検討するのが有用である．しかし，対象者の集団内でのウェルビーイングの評価や活動の参加に対する脳の器質的変化の評価が困難であることから，中程度から重度の認知症をもつ人が利用する最も適した活動のタイプについて多くの議論がある．過去に楽しんでいた趣味に参加できないような中程度から重度の認知症であったとしても，楽しむことができ，また好む感覚に特徴があれば，活動の一部の要素であってもかかわり，役割を果たせるかもしれない．たとえば，パンを焼くのが好きだった女性は，活動全体を為し遂げることができなくても小麦粉をこねることに喜びを感じるかもしれないし，完成したパンを味わうことを楽しめるかもしれない．これらの構成要素をみつけることは，対象者に理想的で適切な感覚機能を用いた活動を考案するうえで必要不可欠である．活動の構成を理解することは覚醒や注意のレベルの向上になり得る刺激の感覚供給につながる．さらには，活動に参加する対象者の能力にもよい影響をもたらすかもしれない．この理論の基盤となる中程度から重度の認知障害をもつ人に対して，活動への参加を促すのに必要な刺激のレベルについては後述する．その前に高齢者のもっている感覚情報処理の能力に影響のある感覚障害，活動における感覚の変化の影響，そして感覚刺激の神経形成に対する潜在的な可能性について考えてみたい．

活動の変化，感覚剥奪と活動への影響

　感覚剥奪とは個人の感覚への刺激が著しく減少する状態を意味する．感覚剥奪の一般的な特徴は，見当識障害，興奮，混乱，嗜眠，幻覚などが含まれる（Zubek, 1969）．これらの状態は認知症ではよ

く見受けられ，他の神経疾患でもみられる特徴である．したがって，感覚刺激と感覚剥奪の状態を理解することにより，認知症をもつ人の感覚剥奪を少しでも減少できるだろう．しかし，高齢者施設への入居や病院への入院により，感覚剥奪は悪化することがあり得る（Voelkl, Ellis, Walker, 2003）．また，神経抑制剤やそれに関連した鎮静作用などの副作用をもつ薬剤も，感覚刺激の機会をさらに減少させる（Burns ら，2002）．

このことは，認知症をもつ高齢者が感覚機能の低下，認知的技能の低下（社会的技能や実行機能の低下），そして施設入居や独居のような環境面の制約など非常に高いリスクのなかに置かれていることを示す明確なエビデンスといえるだろう（Bower, 1967；MacDonald, 2002；Norberg, Melin, Asplund, 1986）．感覚機能の変化は，加齢に関連した感覚の異常として経験することがある．特に視覚の変化，聴力の低下，味覚や嗅覚が鈍感になることなどがあげられる（Appollonio ら，1996；Zegeer, 1986）．たとえば，Weale（1963）は，60歳代の瞳孔は20歳代の3分の1の量の光しか感じないと報告している．結果として，同じ効果に達するにはより強い光源が必要とされる．視覚，聴覚，味覚および嗅覚は社会交流だけでなく，学習や環境への適応に必要なように，これらの感覚機能の低下は高齢者の自立性を損ない，QOLの低下，孤独を導く可能性がある（Valentijn ら，2005；Zegeer, 1986）．強い刺激，強いコントラスト，刺激に対しての時間の延長（高齢者が感覚処理により時間がかかる）などは，感覚機能の変化の影響を埋め合わせ（Laurienti ら，2006），高齢者の感覚を用いた活動の能力の維持を最大限引き出すことができるだろう（Heyn, 2003）．しかし，刺激の強度の変動や年齢に関連した感覚機能の低下があるとすれば，何が刺激を効果的に選定するか同定することは難しい．感覚の処理過程と適切な刺激の選択の関係について，あるいは刺激するのに最も適切な感覚について調べた研究はほとんどみられない（Corso, 1971；Keller ら，1999；Laurienti ら，2006）．Brown ら（2001）は，より適切な刺激方法を明らかにするためのいくつかの調査を試みたが，彼らの評価方法でさえ解釈が分かれるところである．

感覚刺激の必要性の検討と同様に，刺激の複雑さ（単感覚刺激，多感覚刺激）について考慮することも必要である．研究者によると，多感覚刺激のほうが単感覚刺激よりも有効であるとされている（Hairston ら，2003）が，刺激する感覚の組み合わせでどれが適切な多感覚刺激に達するかは明らかでない．Laurienti ら（2006）は高齢者の感覚処理過程の低下のレベルに依存するが，感覚のサインが曖昧なときは感覚モダリティの数を増やすことはより効果的と述べている．Laurienti らの研究は，健康な高齢者を対象としたが，この結果は認知能力の低下により多くの刺激を曖昧に感じるような認知症をもつ高齢者の場合においても関連していることは明らかであるといえるだろう．したがって，活動における感覚刺激の最適なレベルを選択するにあたり，好ましい感覚モダリティと活動の特徴を評価することは，優先すべき重要な課題であると思われる．刺激のレベルと強度の正確な評価が，神経的再構築（神経形成）に大いに影響する可能性がある．

脳の加齢による神経の変化とその活動への影響

活動を行うことによる認知や行動に対するポジティブな効果に加えて，活動は脳の発達にもポジティブな効果があると神経発達学的研究から証明されている．神経発達は神経細胞の分裂，残存，転移および分化からなる（Lomassese ら，2000）．初期の研究（Bennett, Rosenzweig, Diamond, 1969；Hebb, 1949）では，感覚の豊富さは脳の重さ，皮質の厚さやシナプス形成の増加（新しいシナプスの創造）といった神経発達の効果を示すことがわかっている．年齢にかかわらず脳が環境からの入力に

順応するという驚くべき適応力をどのように有しているかは，最近の研究で明らかになっている（Bavelier, Neville, 2002；Kobayashi, Ohashi, Ando, 2002）．行動の要因や環境要因が神経発生に影響を与え得るという考えを支持するエビデンスも示されている（Kempermann, Gast, Gage, 2002；Rochefort ら，2002）．実に神経分裂の割合は，環境要因や社会交流といった要因と非常に密接に関連していることが明らかとなっている（Sandeman, Sandeman, 2000）．これは認知面の低下のある人にとって活動は重要であり，豊富な活動の環境があることは病気の進行の過程に影響を及ぼすことを暗に意味している．

　成人においては，神経発達は嗅球とその関連領域，そして海馬の歯状回（側頭葉にある海馬の一部）という脳の2つの鍵となる領域で特定されている．歯状回は記憶や学習などの高次の大脳皮質の機能のなかで中枢的役割をもつことが知られている．この理論は神経の可塑性やラットの脳の重量の評価から身体運動，社会交流や環境の豊富さが強調されており，多くの動物実験から裏づけられている（Coq, Xerri, 2001；Rochefort ら，2002；Sandeman, Sandeman, 2000）．ラットは豊富な環境にさらされることで脳の重量の増加を示したとされる．さらに，複雑な環境で飼育されたラットのほうが，加齢の過程で学習や記憶課題でよりよいパフォーマンスを示した（Coq, Xerri, 2001）．また，マウスの実験において豊富な環境への曝露が短期記憶の改善をもたらすことが示された．この順応はこれらの動物を取り巻く環境の変化に適応していることを示すものと思われる（Lomassese ら，2000；Rochefort ら，2002）．これらの結果は，ザリガニやコオロギを用いた研究で再現され，そのなかで感覚刺激（視覚，嗅覚，聴覚，触覚）の豊富さが神経系の成長を促進し，運動活動や探索的行為を引き出していることがわかった（Lomassese ら，2000）．

　加齢していく脳に神経発生学的効果のある刺激を提供するという一つのチャレンジは，体性神経への刺激の困難さと関係があるかもしれない．なぜなら，加齢により触覚の敏感性，感覚運動の協調，歩行や探索的活動のような感覚機能も障害されているためである（Coq, Xerri, 2001）．感覚機能の低下とストレスは認知症をもつ人で共通する2つの特徴で，重度のストレスは成人の海馬の神経発生を抑制する（Kempermann ら，2002）．このような神経発生にかかわる調整機能の低下は，アルツハイマー病を含む海馬の病理学と関連している（Kempermann ら，2002）．この調整の低下は，認知症にみられる認知的低下の側面の説明をするのに役立つ（Kempermann ら，2002；McKhann, 2002）．神経発生が生涯を通じて海馬の歯状回のなかで起こり，人生の後期では低基準レベルにあることを明らかにした研究が示唆するように，高齢期に豊富な活動と刺激の多い環境を維持することは適切であると思える（Kobayashi ら，2002）．それどころか，Kempermann ら（2002）が主張するように，挑戦的で刺激的な環境に継続的に置かれることは，年齢にかかわらず神経の可塑性を大きく引き起こす可能性がある．そして，環境からの刺激が終わった後でさえも，神経発生の存在は継続して観察され，適正な刺激は継続効果を生むことが考えられている．Arendt ら（2001）も，習慣的経験は感覚皮質のマッピングを組織化するだけでなく，海馬のなかの神経発生の割合も変えると述べ，このことから正常な刺激は神経発生を促進されることもあり得ることがわかる．豊富な刺激が続くことより，感覚刺激が目新しいほうが成人の海馬の神経発生に影響があることも明らかになっている（Lomassese ら，2000）．これは，たとえば驚くような人の予期しない訪問と，テレビがずっと付けっ放しで誰もみていない環境を比較するとよくわかる．人間の神経発生に関するわれわれの理解は限界があるが，これまで述べてきた動物実験から馴染みのある活動や刺激のある環境は認知機能に重要な意義をもち，そして加齢のプロセスにかかわらず，海馬は神経発生の可能性を保持できることを支持している．刺激の目新しさは神経の構造的な変化を引き起こすためには重要であると思われる（Lomassese ら，2000；Lu, Zhao,

2005).そのため,刺激の目新しさや変化を提供することで興味を維持できるように活動を調整すべきであろう.

中程度から重度の認知症をもつ人にとって活動が重要なことは明らかである.しかし,主要な問題は,集団の特定のニーズに合わせた適切な活動の選択について熟考することにある.これを支持するいくつかの理論もあるが,それらは一般的には認知症に適応するものでないものの,感覚を用いた活動を促進する助けとなるだろう.これらの理論は,認知機能の低下した人への活動に望まれる特徴をまとめたサマリーにおいて,活動を適応するための根拠として考慮されるべきである.

このような感覚を用いた活動の促進に影響を与える主要な理論は,個人に関係するものと活動の行われる環境に関係するものに大きく分けられる.PALの使用は,活動を促してできるようになることを目的とした適応的な支援方法を介護者が導くための手助けをする.介護者を支援するためのPALの使用は,本章の後半に説明する.

活動の参加における個人の性格の影響:感覚処理モデル

高齢者では大脳皮質の萎縮により感覚情報処理が低下することで,感覚の障害がより悪化する場合がある.子どもを起源に発達してきたDunnの感覚処理モデルは(Dunn, 2001),成人を含めて拡大し(Brown, Dunn, 2002),感覚への行動的反応を説明してきた.この理論では,人は低登録,感覚探求,感覚過敏,感覚回避の4つの感覚象限のどれかに当てはまるとしている.どの感覚象限にその人が入るかは,彼らが示した反応の戦略のタイプによって決まる(図9.1).

閾値とは,対象者にとってある反応を起こすまでにどのくらい刺激が必要かという量を示す.反応の戦略とは,努めて刺激を求めるか避けようとするという積極的反応,刺激に対する反応に努力が少ないかみられない状態を示している消極的反応がある.高い閾値で消極的な反応の戦略をもつ人は,低登録に分類される.これらの人は,たとえば自分の手が汚れている状態など,他の人であれば即座に反応す

閾値/反応性	反応の戦略	
	消極的:受動的行動	積極的:感覚入力をコントロールするための閾値や耐久性の認識
高い閾値と低い反応性―閾値に達するまで多くの刺激が必要(反応がないか,あるいはより強い感覚刺激が必要)	**低登録** 日常生活の感覚的イベントには気づかない,あるいは反応しない.「他の人が匂うものが私にはわからない」「冗談がすぐにわからない」	**感覚探求** 日常生活で感覚的経験を探索する.「私は辛い食べ物が好き」「髪を切ってもらうことは楽しい」
低い閾値と高い反応性―閾値に達するまで多くの刺激を必要としない(過剰な反応を示すか,感覚刺激を嫌がる)	**感覚過敏** 刺激に即座に気づき,不快に感じたり,混乱したりする.「高いところが苦手」「汚い部屋が好きではない」	**感覚回避** 感覚刺激を減らすように慎重に動き,感覚刺激への曝露を避ける.「私はいつも食べている物しか食べない」「私は手の汚れる活動をするときにはいつも手袋をする」

図9.1 Dunnの感覚処理モデル(Brown, Dunn, 2002)

る日常生活の感覚的イベントに全く反応しない．高い閾値で積極的な反応の戦略をもつ人は感覚探求に分類される．これらの人は感覚経験を楽しむことができ，実際にそれらを探索しようとする．たとえば，遊園地での乗り物が好きな人が含まれる．低い閾値で消極的反応の戦略をもつ人は感覚過敏に分類される．これらの人は他人より即座に感覚的イベントを気づき，簡単に注意がそれる．たとえば，温度や慣れ親しんだ環境の変化に気づくことができる．低い閾値で積極的反応の戦略をもつ人は感覚回避に分類される．これらの人は，常に感覚入力を避けるように行動する．たとえば，うるさい環境から離れることや自閉症スペクトラム障害の人のようにパターン的な行動をとることを含んでいる（Brown ら，2001）．

　この理論は認知症をもつ人の感覚刺激に対する反応について説明している．たとえば，スカートをずっといじり続けている人は感覚探求の行動を示している場合がある．誰かに触れられることを避ける人は，感覚回避の行動を示しているかもしれない．この理論では4つの異なった象限に分かれているが，個人で象限をまたがることもあり得る．たとえば，嫌いな物に即座に気づき，実際にそれらを避けるという感覚過敏と感覚回避の要素を示す人がいるかもしれない．この理論では，2～3象限にまたがって活動に参加する人に関してはあまり説明ができない．しかし，いくつかの活動で対象者がなぜその領域に入るかを説明する手助けとなるだろう．

　しかし，感覚処理モデルでは行動に対する神経系の閾値を考慮に入れ，これらの閾値に反応する対象者の傾向を考える必要がある（Dunn, Westman, 1997）．この理論から個人の神経学的閾値の反応や反射が起こる点は，ある行動で反応することの理由づけができることがわかる．Dunn は，閾値は徐々に変化し，異なった状態に変化する可能性があることを示唆している．しかし，神経学的閾値は異なった状況のなかで変化し得る特性や特徴があるかどうかを議論する余地はまだある（Dunn, Brown, 1997；Pohl, Dunn, Brown, 2003）．

　Dunn は，感覚刺激に対して一人ひとり異なった反応を示すため，感覚を用いた活動は個別のニーズに合うように調整するべきであるとし，これらのニーズは年齢によっても変わるかもしれないと主張する．Pohl ら（2003）の研究では，Dunn の成人感覚プロファイル（Brown, Dunn, 2002）を用いて，それが感覚処理の年齢に関連するかどうかを調べた．成人感覚プロファイルは感覚処理理論を発展させた質問紙ベースの評価である．プロファイルは，感覚の好みを特定するために毎日の感覚体験の反応を用いる（Brown, Dunn, 2002）．これらの結果は65歳以上の高齢者と19～64歳の青年期から中壮年の成人とでは感覚刺激への気づき方が明らかに違うことを示している．とりわけ高齢なほど若年者より少ない刺激しか気づかず，探索もできない．認知症ではこの状態がさらに悪化するかもしれない．つまり認知症をもつ人は知覚・感覚情報を解釈するためには，よりいっそう多くの注意の資源を割り当てないとならないからである（Baddeley ら，2001；Perry, Hodges, 1999）．そのため，認知的に要求される課題に向けられる資源がほとんど残されていないため，こうした行動は感覚脱失のリスクを増加させる可能性がある．このことは，感覚情報を知覚し解釈することを補助するためには，活動における感覚の要素を強化する必要性を示している．

　個人が異なった感覚のニーズをもつことは，認知症をもつ人が活動にうまく参加することができない理由について理解を助けてくれるかもしれない．"健康な"高齢者と違って，刺激のレベルを調整するために感覚を用いた活動との相互交流を自ら修正することができないかもしれない．このように，感覚の象限に個人がどのように分類されるかを理解することは，適切な感覚刺激を含む活動の選択を助けるかもしれない．たとえば，感覚探求にあたる人はより集中的に刺激を提供する活動，つまり粘土に指が入り込むような活動の提供が必要かもしれない．反対に感覚回避にあたる人は，大きな集団のなかに入

るなどの感覚面での要求が大きすぎると不快に思うかもしれない．Ayresの感覚統合理論は，感覚を促進するプロセスを前提としたものであり，発達の遅れがある子どもへの働きかけを基礎にしたものであるが，なぜ認知症をもつ人が活動中の感覚の要素の処理に問題があるかを説明するのにも有益だろう．

活動の参加における個人の特徴の影響：感覚統合理論（SI）

　Ayresは，神経系の損傷だけで感覚処理と行動反応を説明することができず，その両者の関係を説明するために感覚統合理論をつくった．Ayres（1979）は，刺激が適したレベルにない状況下では，環境に対応する能力の低下が引き起こされるとしている．一旦，この感覚剥奪の状態になると，環境への対処行動の過程は機能低下を生じ，感覚入力に対する反応は機能不全になる．感覚統合（Sensory Integration；SI）理論は行動と神経機能の関係を説明するために発展した．Ayresは感覚統合の過程を，目的に対して感覚情報を組織化する能力として定義（Ayres, 1979）し，脳は感覚情報を柔軟で継続的に変化するパターンのなかで選択，拡大，抑制，比較，関連づけ，それらを統合しなければならないと主張している．SI理論は，触覚，前庭覚，固有感覚の豊富な体性感覚刺激のある活動に従事する機会が感覚の統合を促進するとしている（Schaaf, Miller, 2005）．このアプローチは，「対象者にとってほどよいチャレンジ」と一緒に用いられる．このチャレンジとは達成可能で年齢的に適正で目標指向的な活動を提供するということに他ならない．このチャレンジへの積極的関与は，能力の習得，練習，維持されることを保証する．King（1983）は統合失調症をもつ人に対して，認知，コミュニケーション，感情，習慣，活動レベルにおけるパフォーマンスの障害を言及するため，これらの理論を用いた．Kingはコミュニケーションと同じように習慣は改善できることを明らかにし，SIで用いられる粗大運動活動がいくつかの点で「精神状態」を改善させることを結論づけた（King, 1983）．しかしながら，Kingはこれらの改善は持続しないことを認め，方法論的な厳格さに欠けていたことを認識した．このように，子どもより成人にSIの原理を利用することで，認知症をもつ高齢者の不適切な反応に対処する既存の方法に替わるアプローチが導かれた（Ross, Burdick, 1981）．

　SIアプローチの評価は，CorcoranとBarrett（1987）によって介護施設の認知症をもつ高齢者に対して行われた．結果では実験群において無意識の姿勢調整という点で実質的な臨床的改善を示し，注意の増加，コミュニケーションの有意な改善，課題遂行のスコアの有意な改善があることが明らかとなった．この研究は認知症をもつ高齢者に対してSIの使用を支持するものだが，サンプルサイズが小さいという研究の限界がある．この領域の後続研究は発達遅滞の子どもに関する研究が多く，エビデンスは限られている（Roleyら, 2003；Smithら, 2005）．

　個人の性格は適切な活動を選択するために極めて重要であるが，活動の遂行に必要な構成要素も考慮する必要がある．感覚統合理論では，個人の能力，課題の複雑さ，環境的要求との間の関係を強調している．Dunn（2001），Ayres（1979），CorcoranとBarrett（1987）は，すべて個人の感覚情報処理や統合能力とこの過程で環境から受ける影響との関係を強調している．しばしば活動には注意が向けられるが，それが行われる環境については必ずしも注意が向けられてない．このような環境が及ぼす影響は，センソリスタシスと環境の受け入れモデルをとおして探索が可能であろう．

環境が活動に及ぼす影響：センソリスタシス

　重度の認知症をもつ人の環境への要求は斬新的ストレス軽減閾値モデル（Progressively Lowered

Stress Threshold；PLST）(Hall, Buckwalter, 1987) と Lawton のエコロジカルモデル (Lawton 1986) を用いて探索されてきた．これらのモデルでは環境の圧力（感覚への要求）が個人の感覚情報を処理する能力を超えると，機能や行動にネガティブな反応を引き起こすことを示唆している (Kovach, 2000)．彼らは環境と個人との細やかなバランスを取ることを勧めている．しかし，このモデルではバランスをどのように達成するかについての説明はなされていない．Kovach (Kovach, 2000) は PLST モデルを改良してバランスを探索できるようにし，これを「センソリスタシス（sensoristasis）」とよんだ．Kovach は，感覚を鎮静する活動と感覚を刺激する活動とのバランスがとれているならば，最適な機能の遂行が提案できるとしている．センソリスタシスにおけるバランス不均衡は，機能と行動の問題（**図 9.2**）を導く可能性があるとされる．

このモデルの見解には以下の点が含まれている

・重度の認知障害をもつ人はセンソリスタシスのバランス不均衡を経験しており，騒々しい生活空間や繁華街のような神経生理学的・環境的要素によって引き起こされる．

・強すぎる刺激の活動（賑やかな環境）では個人のストレス閾値を超える結果となる．活動が好ましくないものであったり，対象者にとってペースが速すぎて過剰な感覚刺激で処理ができない場合に，ストレス閾値を低めることになる．未知の人たちが参加する大きなパーティーに参加することを促された人がよい例であろう．

・弱すぎる刺激は感覚脱失の状態をつくり得る．感覚脱失を招く一般的な例は介護者や医療従事者が活動のレベルを実質的に引き下げるときに起こり得る．

・ストレス閾値を超えた状態や感覚脱失の状態は精神内部の不快（興奮，日常生活の活動性や社会機能の低下）を招く可能性があり得る．

感覚を落ち着かせるような刺激と感覚を刺激するような活動のバランスを図り，活動のペースを保つことがセンソリスタシスを達成させる．

Kovach は重度の認知症をもつ人にこのモデルを適応し，認知症が進行するにつれて活動へ参加する時間を最大化するためには，感覚を刺激する活動のなかでも感覚を落ち着かせる活動をより長くする必要があることを発見した（Kovach, Meyer Arnold, 1997）．Kovach は多重感覚刺激（視覚，聴覚，触覚，味覚，嗅覚）を行うことが，終末期の認知症をもつ人が活動により持続的に長時間の参加ができることと関係していると明示した．この結果は，中程度から重度の認知症をもつ人が単一の感覚の活動でなく，多重感覚の活動へより参加できる可能性を示唆する．

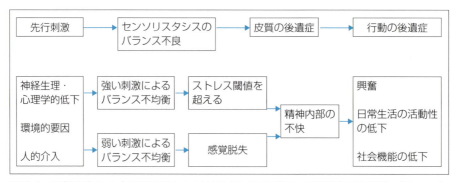

図 9.2 認知症をもつ人に関するセンソリスタシスのバランス不均衡のモデル（Kovach, 2000 を改変）

Voelkl（1990）は，活動の参加を促す際の環境的障壁の特定のため，Lawton のエコロジカルモデルの考えを使用し，看護師に対してフォーカスグループによるインタビュー調査を行った．このモデルを使用することで，環境的な要求と社会的な要求とのバランスを描写することができる（Lawton, 1986）．この結果，物理的環境と環境的な要求が異なるという問題を同定し，どのようにそれに対して時間を使うべきかという管理職側の問題も明らかにした．より具体的な結果としては，スタッフは活動を促進することよりも看護師としての義務的業務に時間を取られているように感じており，入居者は活動に対して高い期待をもっていないと感じていた．認知症をもつ人へ提供された多くの活動は，環境的要求に見合わず，多くは少数のスタッフで騒々しい環境のなかで行われていた．結果として，活動は見合ったレベルになっていたとしても，環境の影響と競い合うような状態では活動に対象者を取り込むことはうまくできていなかった．
　環境的要求と活動との間のバランスは Csikszentmihalyi によってフローという観点から研究がなされている．

活動の特性：フロー

　Csikszentmihalyi の研究（1975）では，活動とウェルビーイングの関係に興味深い視点が明らかとなった．とりわけ，彼は活動の挑戦感とその活動に参画するときに求められる個人のスキルの間のバランスの必要性を述べ，「フロー」という概念を発表した．
　フローは個人が目標に向けて動機づけされた活動に自分自身が取りこまれている感覚を表すものである（Csikszentmihalyi, 1975）．また，フローは個人のスキルと活動から与えられる挑戦感との間に提唱された関係を表現するものである．個人の能力（スキルレベル）に合った活動や環境から得られる満足のいく機会（挑戦感）を対象者が感じているとき，活動の経験は最も肯定的（フロー）であると感じられる．もし，このバランスが良好なら，ウェルビーイングの感覚は高くなると思われる（Csikszentmihalyi, LeFevre, 1989）．認知症をもつ一部の人々は無気力感や興奮とみなされるため，提供される活動の多くは，スキルのレベルや挑戦感のバランスをとるという論点に達しないこともあるだろう．これらの症状は活動への取り組みを減少させ，フローの状態も減少させることがわかっている．
　フローの概念は，健常成人で研究がなされてきた（Jacobs, 1994）．この研究では，フローがある状況（ちょうどよい挑戦感とそれをコントロール下に置いてある状況）であるとき，対象者が最もよいと感じると報告している．対象者はフローの経験を「幸せだった」「夢中だった」「積極的だった」「やりがいがあった」という感情を含むものとして表現している（Jacobs, 1994）．認知症をもつ人を対象としたそのような研究は実施されていないが，環境と活動がよく適合した状態であれば，フローの原則が達成される可能性がある．PAL を使用することで，介護者はその支援のスキルを対象者の能力レベルに適合することもできる．PAL 活動プロフィールは対象者のレベルに合った活動促進のためのスキルの指針となり，生活歴プロフィールをとおして対象者にとって内的動機づけが強い活動をみつけ，それを支援することで，認知症をもつ人もフローの感覚を感じられる．このように活動への取り組みを改善することでウェルビーイングの感情の促進につながるだろう（Emerson, 1998）．
　まとめとして，3 つの重要な点が認知症をもつ高齢者の活動を支援する．1 点目は，活動は認知機能や身体機能に良い影響を与える可能性をもつことである．認知の低下が活動の減少を引き起こすという反証もエビデンスによって支持されている．2 点目として，活動の減少はウェルビーイングの感情，QOL や機能的な能力の低下につながることである．しかし，これらの低下は可逆的なものであり，適

した活動が促進されることで改善する．3点目は，動物実験によって活動が記憶と学習にとって重要な脳細胞の増加が導かれることがわかった．刺激のレベルが合致していなければ感覚剥奪が起こり得るし，これは認知機能の低下にも影響し得る．そのため，感覚剥奪は活動の重要な決定要素となる可能性がある．このエビデンスを集約すると，非常に刺激的で，目新しいちょうどよい難しさの活動に参加することは認知障害をもつ人に有益である可能性が高いことを物語っている．

　前述した理論は，適切な感覚を用いた活動を選択して開始するための枠組みを提供する．それらは，個々人が自身の最大限の潜在性（感覚刺激 対 感覚剥奪）を引き出せるように挑戦できる適切なレベルの刺激を含むべきであることを示唆している．活動は，最初の刺激に気づかない場合はより強い刺激とし（感覚処理），より慣れ親しんだ活動やルーチンの活動（感覚統合）が提供されるような，個々の感覚ニーズに合うように設計されるべきである．適切な刺激（感覚統合）が提供されれば，認知症をもつ人が環境の要求に容易に対処できるようになるので，定期的に「ちょうどよい挑戦感」の活動を提供する必要がある．活動のレベルや強さは，個人のニーズに応じて調整する必要がある．センソリスタシスやフローはどちらとも個人の能力と環境の要求の関係を探索している．もし，環境からの刺激レベルとその情報を処理する人の能力との間に不均衡がある場合は，その活動はうまくいかないだろう．最終的に活動の複雑性，個人のニーズ，環境の要求が一致すれば，その活動へ参加することが達成されるだろう．

感覚を用いた活動と多重感覚環境

　多重感覚環境や感覚を用いた活動は知的活動を必要なしに，主に触覚，味覚，視覚，聴覚，嗅覚および運動覚を刺激するように設計されている．活動の感覚構成要素を用いてかかわることは，間接的なアプローチによって促進される．感覚環境の本質は他人の非現実的な期待から離れ，人々が自分のペースで環境を楽しむための時間，空間，機会を提供することである．

　感覚環境には，たいていすべての感覚を刺激する物品が含まれており，対象者に刺激を提供するために特定の物品が入っている「道具箱」が最もよくみられる．多重感覚の「道具箱」には，感覚を刺激するためのさまざまなものが含まれる．

　視覚―光ファイバー，バブルチューブ，染色された織物，色のついた電飾．
　聴覚―対象者の好む音楽，ゆっくりした音楽ではなくよりテンポのいい刺激的な音楽，鳥の声，海やクジラの音を選んでもよい．
　触覚―振動が起こるクッション，織物などの手触り，光ファイバー．
　味覚―食事というよりも味覚を刺激することである．たとえば，シャーベット，ペパーミント，オレンジ，ゼリー，蜂蜜，フレークの入ったチョコレートのような食感のある食べ物．
　嗅覚―例，草を刈った後の匂い，ラベンダー，レモンのように慣れ親しんだ匂い．香水のようなアロマの香り．
　運動覚―固有感覚，前庭覚への刺激．ロッキングチェア，バランスボード，正中線を越えて手を伸ばすよう道具を配置する．

　感覚刺激を引き出す物は個人の好みに基づいて選択すべきである．これらの特定には，成人感覚プロファイル（Brown, Dunn, 2002）や感覚評価とプロファイルツール（Collier, 2005）のような標準化された感覚評価が用いられる．あるいは，日常生活での感覚を用いた活動や対象者が楽しんでいる活

動の感覚的反応の観察によって感覚の評価を行うことができる．たとえば，ガーデニング，パンづくり，洋服づくりを楽しんでいる人は，強い触覚の要素をもつ活動を楽しむように思われる．一方，いつも歩いている人，ダンスを楽しむ人は，強い運動（前庭覚）の刺激を伴う感覚活動を好むかもしれない．

　個人の感覚の好みを理解するために PAL 生活歴プロフィールに基づいて理解を深め，PAL 活動プロフィールを作成するために PAL を使うことで，個人のニーズを満たすように感覚を用いた活動を構築することができる．多重感覚環境のための PAL 活動プロフィールに関しては第 1 章を参照されたい．

■ 文献 ■

Appollonio, I., Carabellese, C., Frattola, L. and Trabucchi, M. (1996) 'Effects of sensory aids on the quality of life and mortality of elderly people : A multivariate analysis.' *Age and Ageing 25*, 2, 89-96.

Arendt, T. (2001) 'Alzheimer's disease as a disorder of mechanisms underlying structural brain organisation.' *Neuroscience 102*, 4, 723-765.

Ayres, A. (1979) *Sensory Integration and the Child*. Los Angeles, CA : Western Psychological Services.

Baddeley, A., Baddeley, H., Bucks, R. and Wilcock, G. (2001) 'Attentional control in Alzheimer's disease.' Brain 124, 8, 1492-1508.

Bavelier, D. and Neville, H. (2002) 'Cross-modal plasticity : Where and how ?' *Nature Reviews Neuroscience 3*, 6,443-452.

Bennett, E., Rosenzweig, M. and Diamond, M. (1969) 'Rat brain : Effects of environmental enhancement on wet and dry weights.' *Science 163*, 3869, 825-826.

Bower, H. (1967) 'Sensory stimulation and the treatment of senile dementia.' The Medical Journal of *Australia 22*, 1,1113-1119.

Brown, C. and Dunn, W. (2002) *Adult Sensory Profile*. San Antonio, TX : The Psychological Corporation.

Brown, C., Dunn, W., Tollefson, N., Cromwell, R. and Filion, D. (2001) 'The Adult Sensory Profile : Measuring patterns of sensory processing.' *The American Journal of Occupational Therapy 55*, 1, 75-82.

Burns, A., Byrne, J., Ballard, C. and Holmes, C. (2002) 'Sensory stimulation in dementia : An effective option for managing behavioural problems.' *British Medical Journal 7*, 325, 1312-1313.

Collier, L. (2005) *The Sensory Assessment and Profiling Tool*. [CD-ROM] Manchester : Granada Learning.

Coq, J-O. and Xerri, C. (2001) 'Sensorimotor experience modulates age-dependent alterations of the forepaw representation in the rat primary somatosensory cortex.' *Neuroscience* 104, 3, 705-715.

Corcoran, M. and Barrett, D. (1987) 'Using Sensory Integration Principles with Regressed Elderly Patients.' In Z.Mailloux (ed.) *Sensory Integrative Approaches in Occupational Therapy*. New York : The Haworth Press.

Corso, J. (1971) 'Sensory processes and age effects in normal adults.' *Journal of Gerontology 26*, 1, 90-105.

Csikszentmihalyi, M. (1975) *Beyond Boredom and Anxiety : The Experience of Play in Work and Games*. San Francisco, CA : Jossey-Bass.

Csikszentmihalyi, M. and LeFevre, J. (1989) 'Optimal experience in work and leisure.' *Journal of Personality and Social Psychology 56*, 5, 815-822.

Dunn, W. (2001) 'The sensations of everyday life : Empirical, theoretical and pragmatic considerations.' American Journal of Occupational Therapy 55, 6, 608-620.

Dunn, W. and Brown, C. (1997) 'Factor analysis on the Sensory Profile from a national sample of children without disabilities.' *American Journal of Occupational Therapy 51*, 7, 490-495.

Dunn, W. and Westman, K. (1997) 'The Sensory Profile : The performance of a national sample of children without disabilities.' *The American Journal of Occupational Therapy 51*, 1, 25-34.

Emerson, H. (1998) 'Flow and occupation : A review of the literature.' *Canadian Journal of Occupational Therapy 65*, 1, 37-44.

Hairston, W., Laurienti, P., Mishra, G., Burdette, J. and Wallace, M. (2003) 'Multisensory enhancement of localisation under conditions of induced myopia.' *Experimental Brain Research 152*, 3, 404-408.

Hall, G. and Buckwalter, K. (1987) 'Progressively lowered stress threshold : A conceptual model for care of adults with alzheimer's disease.' *Archives of Psychiatric Nursing 1*, 6, 399-406.

Hebb, D. (1949) *The Organisation of Behaviour : A Neuropsychological Theory*. New York : Wiley.

Heyn, P. (2003) 'The effect of a multisensory exercise program on engagement, behavior and selected physiological indexes in persons with dementia.' *American Journal of Alzheimer's Disease and Other Dementias 18*, 4,247-251.

Jacobs, K. (1994) 'Flow and the occupational therapy practitioner.' *American Journal of Occupational Therapy 48*, 1,989-996.

Keller, B., Morton, J., Thomas, V. and Potter, J. (1999) 'The effect of visual and hearing impairment on functional status.' *Journal of the American Geriatric Society 47*, 1319-1325.

Kempermann, G., Gast, D. and Gage, F. (2002) 'Neuroplasticity in old age : Sustained fivefold induction of hippocampal neurogenesis by long-term environmental enrichment.' *Annals of Neurology 52*, 2, 135-143.

King, L. (1983) 'Sensory integration as neurophysiology.' *American Journal of Occupational Therapy 37*, 8, 568-569.

Kobayashi, S., Ohashi, Y. and Ando, S. (2002) 'Effects of enriched environments with different durations and starting times on learning capacity during aging in rats assessed by a refined procedure of the Hebb-Williams maze task.' *Journal of Neuroscience Research 70*, 340-346.

Kovach, C.R. (2000) 'Sensoristasis and imbalance in persons with dementia.' *Journal of Nursing Scholarship 32*, 4,379-384.

Kovach, C. and Magliocco, J. (1998) 'Late stage dementia and participation in therapeutic activities.' *Applied Nursing Research 11*, 4, 167-173.

Kovach, C. and Meyer Arnold, E. (1997) 'Preventing agitated behaviours during bath time.' *Geriatric Nursing 18*, 3,112-114.

Laurienti, P., Burdette, J., Maljian, J. and Wallace, M. (2006) 'Enhanced multisensory integration in older adults.' *Neurobiology of Aging 27*, 8, 1155-1163.

Lawton, M. (1986) *Environment and Aging* (2nd edition). New York : Albany.

Lomassese, S., Strambi, C., Strambi, A., Charpin, P. *et al.* (2000) 'Influence of environmental stimulation on neurogenesis in the adult insect brain.' *Journal of Neurobiology 45*, 162-171.

Lu, L.-Q. and Zhao, C.-M. (2005) 'Enriched environment and neural plasticity.' *Chinese Journal of Clinical Rehabilitation 9*, 16, 141-143.

MacDonald, C. (2002) 'Back to the real sensory world our "care" has taken away.' *Journal of Dementia Care 10*, 1,33-36.

McKhann, G. (2002) 'New neurons for aging brains.' *Annals of Neurology 52*, 2, 133-134.

Norberg, A., Melin, E. and Asplund, K. (1986) 'Reactions to music, touch and object presentation in the final stage of dementia : An exploratory study.' *International Journal of Nursing Studies 23*, 315-323.

Perry, R. and Hodges, J. (1999) 'Attention and executive deficits in Alzheimer's disease : A critical review.' *Brain 122*,3, 383-404.

Pohl, P., Dunn, W. and Brown, C. (2003) 'The role of sensory processing in the everyday lives of older adults.' *Occupational Therapy Journal of Research : Occupation, Participation and Health 23*, 3, 99-106.

Rochefort, C., Gheusi, G., Vincent, J. and Lledo, P. (2002) 'Enriched odour exposure increases the number of newborn neurons in the adult olfactory bulb and improves odour memory.' *The Journal of Neuroscience 22*, 7,2679-2689.

Roley, S., Clark, G., Bissell, J. and Brayman, S. (2003) 'Applying sensory integration framework in educationally related occupational therapy practice (2003 statement).' *American Journal of Occupational Therapy 57*, 6,652-659.

Ross, M. and Burdick, D. (1981) Sensory Integration. Thorofare, NJ : Slack.

Sandeman, R. and Sandeman, D. (2000) 'Impoverished and enriched living conditions influence the proliferation and survival of neurons in crayfish brains.' *Journal of Neurobiology 45*, 4, 215-226.

Schaaf, R. and Miller, L. (2005) 'Occupational therapy using a sensory integrative approach for children with developmental disabilities.' *Mental Retardation Developmental Disabilities Research Reviews 11*, 2, 143-148.

Smith, S., Press, B., Koenig, K. and Kinnealey, M. (2005) 'Effects of sensory integration intervention on selfstimulating and self-injurious behaviors.' *American Journal of Occupational Therapy 59*, 4, 418-425.

Valentijn, S., van Boxtel, M., van Hooren, S., Bosma, H. *et al.* (2005) 'Change in sensory functioning predicts change in cognitive functioning : Results from a 6-year follow-up in the Maastricht Aging Study 168.' *Journal of the American Geriatrics Society 53*, 3, 374-380.

Voelkl, J. (1990) 'The challenge skill ratio of daily experiences among older adults residing in institutional environments.' *Therapeutic Recreation Journal 24*, 2, 7-17.

Voelkl, J., Ellis, G. and Walker, J. (2003) 'Go with the flow : How to help people have optimal recreation experiences.' *Parks and Recreation 38*, 8, 20-29.

Weale, R.A. (1963) 'New light on old eyes.' *Nature 198*, 944-946.

Zegeer, L. (1986) 'The effects of sensory changes in older persons.' *Journal of Neuroscience Nursing 18*, 6, 332-325.

Zubek, J. (1969) *Sensory Deprivation : Fifteen Years of Research.* New York : Appleton-Century-Crofts.

第10章

結果を調べる

PALの目的と原理

　本ガイドブックの目的は，対象者の認知障害やそれに対応した活動能力のレベルをみつけるために純粋に学問的追求を促すことではない．介護者が認知障害をもつ人の能力について理解を深め，適切に活動を提供することで，認知障害をもつ対象者の経験の質を高めることにある．こうした支援が実際に行われるとき，対象者の心理的，社会的，認知的経験に及ぼす効果をしばしば目にすることができる．言い換えると，対象者は自信や自尊心の向上だけでなく，高いレベルでの思考や推論，他者とのよりよいコミュニケーションを体験することでもある．

パーソン・センタードなアプローチ

　パーソン・センタードなアプローチは，認知，感情，行動の密接な関係により成り立っている．これらの3つの状態を三角形の点としてみてみると，三角形の各点は別々の点であるが，互いに関係性をもっている状態であり，このような関係を考えることはとても有用である．たとえば，感情が落ち込んでいると，誰でも思考や判断，行動面での効率が低下する．同じように，ネガティブな考えは感情を落ち込ませ，効果的に行動する能力を抑えてしまう．この三角形の考えは認知症をもつ人に最も簡単に影響を与えることのできる感情と行動の2領域に焦点を与えることによって，3つの領域すべての能力レベルを高めるために介護者が用いることができる．

　この概念は，認知症をもつ人に対するパーソン・センタード・ケアの核心的部分であり（Kitwood, 1990），認知症は神経の障害によって引き起こされる単なる能力障害だけでなく，社会心理や他者との相互交流，意味ある作業への参加の機会をも奪われることになるという考えに基づくものである．

　行動と活動は介護者が交流の媒体として使うことができる．介護者と認知障害をもつ人との間の親密な接触を達成させるコミュニケーションは，個人の感情を高める．それに加えて，活動や行動が個人に適したよいレベルで促進されるなら，対象者はうまく参加することができ，自信や自尊心のある感覚を経験できるだろう．このような成功はめずらしいことではなく，多くの介護者から期待以上の改善がみられたことが報告されている．

活動の結果の記録

　現実に「前後」の説明を与えることは，介護者が対象者の活動の結果を記述するための興味深い方

法である．しかし，その記述だけでは改善の可能性について他者を説得するのに十分でない．時には確固たる事実が必要になる．そのため認知障害をもつ人の改善がみられるような記録が残っていることが有益である．

　PAL アウトカムシートは PAL の第 4 版では削除した．現在研究中で，研究の結果を明らかにしていく過程で修正していく予定である．これについての情報はウェブサイト（www.jackiepoolassociates.org/PAL）で公開する．

　その間は，個人の認知と機能的能力の結果の測定は，PAL チェックリストを繰り返し行うことで可能である．個人の認知の状態の継時的な情報は，PAL チェックリストの 9 つの領域に含まれる生データから得ることができる．PAL の使用者は，結果の測定として PAL チェックリストを用いるのであれば，PAL チェックリストの評価の頻度を決める必要がある．これは毎月あるいは 3 カ月に一度実施するのがふさわしい場合もあるが，対象者の能力がどの程度変化しているかによって異なる．

　自宅で認知症をもつ人を介護している人は記録をつける必要はなく，病院や介護施設のみで記録をつければよいと思うかもしれない．しかし，記録は必ずしも複雑である必要はなく，時間をかけなくてもよいが，以下の 2 つの面でケアを受ける人々の経験に大きな影響を与えることができる．1 つ目は，仮にすべての場所で介護者が記録を取っていれば，認知障害をもつ人に効果的に働きかける方法の研究に貢献できるかもしれない．2 つ目は，改善の余地がないと考えている人たちの場合よりも，介護者が記録を取り，ケアしている人たちの体験をよりよいものにするように積極的に働きかけている場合には，向上に向けた期待感や前向きな姿勢を維持していける．アルツハイマー病のように進行性の病気による認知障害をもつ人に対して，進行を不可逆的と考えるネガティブな文化はそれ自体有害であり，介護者やケアを受ける人がこの仮説を受け入れるならば，その人のウェルビーイングは保てなくなり，健康や活動能力にも悪影響を与える可能性がある．積極的なケアが治療的な効果をもつという期待感や前向きな姿勢は，さらに対象者の認知機能や活動能力の向上を導くものであり，そのケアチームのケアの文化全体を変えていく可能性があるだろう．

■ 文献 ■

Kitwood, T. (1990) 'The dialectics of dementia : With particular reference to Alzheimer's disease.' *Ageing and Society 10*, 2, 177-196.

以下略

第 2 部　余暇活動におけるプール活動レベルの使用法
　第 11 章　第 2 部の導入
　第 12 章　ボードゲーム活動パック
　第 13 章　社会的ゲーム活動パック
　第 14 章　創造活動パック
　第 15 章　感覚活動パック

訳者解説

1. PALの使い方

小川真寛

　プール活動レベル（Pool Activity Level；PAL）は認知症をもつ人の活動能力を把握し，どのように援助すればその対象者が活動を行えるようになるかのヒントを提示する．ここでは，第1部で書かれている内容の概略をまとめ，訳者の解説を入れながら説明する．

1）PALの対象者

①アルツハイマー型認知症
　PALの背景の理論である機能的情報処理モデルから考えると，最も適応が高いと考えられるのはアルツハイマー型認知症をもつ対象者である．

②アルツハイマー型認知症以外の認知障害
　PALはアルツハイマー型認知症以外の認知症や認知障害をもつ人も使用できるとされる．これはPALの作成者であるPoolの考えに基づくもので，PALの幅広い活用を狙って作成されたことが一つの理由である．また，機能的情報処理モデルは統合失調症の認知機能低下に対しても用いられてきた歴史を考慮すると，アルツハイマー型認知症のみならず，さまざまな認知障害をもつ人に対して用いることができる．
　PALはこれらの対象者に対して施設や自宅で支援を行うときに使用できる．ただし，PALチェックリストは認知症の症状の変動を考慮して，2週間の平均的な状態を評価する．そのため，能力の急激な改善や低下といった一方向性の変化がなく，長期的に症状が安定している人を対象にすることが望ましい．

2）PALの使用者

　PALを作成したPoolは作業療法士だが，その目指したことは作業療法士以外でもケアに携わる者は誰でも使用できることである．つまり作業療法士でなくても，PALの利用により作業療法士が実践している活動レベルに応じた支援がPALのツールとそのプロセスで実践できるといっても過言ではない．以下に具体的な使用者の適応をあげる．

①認知症をもつ人に日常的に接する者
　認知症をもつ人に日常的に接する者であれば，職種・専門性に関係なく誰でも使用できる．PAL活動レベルがわかることで，日常生活での食事やトイレといった場面での声のかけ方，体操やレクリエーション時の内容や指示の仕方の考慮なども行えるため，日常的にケアに携わる職種や家族も活用できる．

②病院などで認知症をもつ人の診療に当たる者

　病院などの日常的な診療でどのように対象者に声をかけるかなどの参考にもなることから，認知症や認知障害をもつ人のケアや診療，リハビリテーションなどにかかわる医療・福祉従事者にも活用できるツールである．

　特にこれから認知症をもつ人に接する臨床や現場に従事する者には接し方のヒントになり，実践に取り組みやすくなるだろう．一方，認知症の臨床などに長年従事している者には，自分自身の認知症をもつ人に対する支援を確認でき，必要に応じて支援方法を見直す機会になると思われる．

　評価者が一人であると，PAL チェックリストのすべての日常生活の状態がわからない場合もあり得る．その際には家族やその他のケアスタッフを含めてチェックリストを完成させることもでき，チームで活動能力の状態を把握することができるツールである．

3) PAL の手順の概略

　図 1 は PAL の手順の概略である．この手順に従い，本書翻訳部分であまり触れられていないことを中心にその概略を以下に示す．

　PAL は（1）評価，（2）援助計画を作成・実施の 2 つに大きく分けられる．そして，図 1 の下部に示すように，援助の結果評価として活動レベルの変化を調べるために PAL のチェックリストを用いることも可能である．

（1）評価

　評価の最初は，活動の選択を主な目的として「① PAL 生活歴プロフィール（5～9 頁）」が用いられる．これは対象者本人からの聴取も可能であるが，回答が曖昧な場合は家族などからも聞くことができる．PAL 生活歴プロフィールの聴取項目は英国でつくられたものであるが，わが国でも十分に適応可能な内容であると考える．もちろん，この方法以外で生活歴を収集している場合もあると想定されるため，それが同様に利用できる場合は，必ずしも PAL 生活歴プロフィールを使用する必要はないと考える．

　次に評価として活動能力の把握・分類をするために「② PAL チェックリスト（10～11 頁）」が用

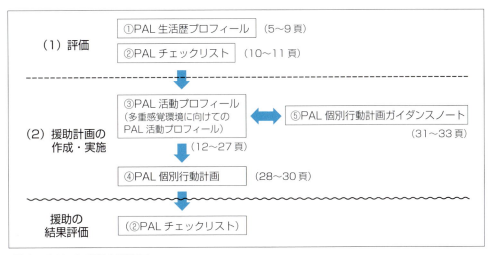

図 1　PAL の手順の概略図

いられる．これは①，②と順に示しているが，必ずしもこの順に使用する必要があるわけでなく，並行して実施したり，逆に実施することがあっても構わない．PAL チェックリストは，対象者の日常生活での活動している様子をよく知っている人であれば，誰でもチェックできるようにつくられている．そのため，必ずしも専門的な知識が必要なわけではない．もし，あまり生活場面を観察ができない職場環境である場合は，対象者に日常的にかかわっている家族や介護者につけてもらうことも可能である．

　日常的にみている対象者の 2 週間の平均的な状態から PAL チェックリストの 9 項目に関して 4 段階のレベル分けを行う．その結果を集計し，最もチェックの多い段階が対象者の PAL 活動レベルになる．もし同じチェック数になった場合には，低いレベルを活動レベルとする．

(2) 援助計画の作成・実施

　上記の評価によって活動レベルを把握したら，「③ **PAL 活動プロフィール**（多重感覚環境に向けての PAL 活動プロフィール）（12 〜 27 頁）」を用いて，どのように活動を行うか，援助するかの検討を行う．活動内容は，生活歴の把握や能力に応じて推奨される活動もあるため，それらを参考に決定していく．

　「⑤ **PAL 個別行動計画ガイダンスノート**（31 〜 33 頁）」には着衣，入浴，食事というセルフケアにかかわる活動について計画を作成するうえで参考になる記述例が記載されているので，必要に応じて参照するとよい．また，第 8 章には「ガーデニング」「フルーツサラダの準備」（109 〜 111 頁）という活動に関して，個別行動計画の作成の参考例が記載されている．このように活動プロフィールと個別行動計画ガイダンスノートを参考にして活動の支援計画となる「④ **PAL 個別行動計画**（28 〜 30 頁）」を作成する．

　必ずしも PAL 個別行動計画の書式を使用する必要はないが，行動計画を策定する一つの書式として活用，参照するとよい．**図 2** は訳者が PAL を参照し，認知症をもつ対象者に対しての支援方法を家族や他職種，他事業所などへの伝達のために作成した例である．

　実際には，PAL 個別行動計画は PAL 活動プロフィールなどの情報だけでは適切な援助にならないこともある．そのため，作成した援助方法で実際に援助を行い，試行錯誤をして計画を修正していくことも必要と考える．

4）PAL の基本的前提

　PAL を用いるうえで理解しておきたい基本的前提を以下 3 点にまとめた．

(1) 認知症をもつ人は活動能力をもっており，周囲の環境によりその潜在的能力は発揮される

　認知症をもつ人は，活動に関連した問題が生活のなかで出現することで病気が発覚することも少なくない．そのため，家族など周囲の人は活動能力に対する低下を感じ，できないという印象を抱きがちである．たとえば，料理の際にボヤを起こす，買い物に行って同じ物を度々買ってくるなどがそれに当たる．このようなときに家族や周囲の対応はどうであろうか．

　この対応の一つとしてすぐに思いつくものは料理や買い物をしない・させないことである．この場合をよく考えてみると，生活上の問題は顕著に現れているが料理ができないわけではないし，買い物もできないわけではない．しかし，周囲からの制限によりこれらの活動能力が活用されなくなることで，周囲の人は「能力がない人」というレッテルを貼るようなことが出てくる．そして，施設などに入居すると家事のような活動に触れる機会がほとんどない場所もあり，そういった活動能力が残存していることが周囲の人やケアスタッフにすら知られていないことが多いのが実情であろう．

　しかし，実際には認知症をもつ人は周囲の人の想像以上の活動能力をもっていることも少なくない．

> ○○　△△様　お食事の方法
>
> **活動のレベル**：感覚活動レベル
>
> **食事形態**：粗刻み
>
> **食事方法（環境設定）**：
> 　スプーン使用で一つの皿にまとめて行います．複数に分ける場合は，すべて食べ終わったあとに，次の皿を出すほうが良いと思います．
>
> **食事動作の特徴**：
> 　食事に関しては，環境設定がしっかりされていればあまり介助は必要ないと思います．食べ始めに，「食事ですよ」などの声をかける必要があるかもしれません．それでも動作が開始されない場合は，スプーンを持ってもらい，少し動き始めを手伝ってあげても良いかもしれません．食べ始めれば，集中して最後まで食べることが多いです．
> 　おしぼりや皿，コップなど，物品が2つ以上の物が手の届く範囲にあると，混ぜ合わせたりして遊び始めることがありますので，状況に応じて配慮してあげると良いかと思います．
>
>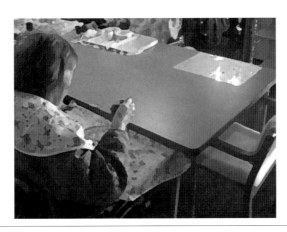

図2　PALを参考にした多職種協業のための申し送り例

それを発揮する機会がないことやその潜在的能力を引き出すことが十分にできないことに起因していると思われる．特に認知症が重度になると主体的に自分で活動を選んだり，開始したりということが困難になる．そのため，周囲の援助者が活動を導きやすい環境を整え，活動に携わりやすい状況をつくることが重要である．このように，対象者には潜在的能力があるという意識をもったうえで，それを引き出せるように支援方法や周囲の環境を考慮することが，認知症をもつ人に対しての活動を支援するうえでは前提となる．

(2) 活動は一人ひとりに合わせて提供される

施設などでレクリエーションや体操を行う際にすべての入所者が集まり行われる場合がある．その集団をみてみると，活動に参加していない，つまり周りの人が体操をしていてもボーっとしている，レクリエーションをしていても寝ている，などといった様子がうかがえる．このような活動はその人にとって全く意味がないものになってしまう．マンパワーの問題で集団活動のすべてを個別に行うのは困難であるが，活動のなかでその人の活動能力や興味に応じたオーダーメイドの活動を提供するのを目指すことは非常に重要である．

Kolanowskiら[1]の無作為化比較試験では，動機づけに基づいて選んだ活動の難易度を調整して行った際に，活動への参加時間や注意の持続，喜びの感情が有意に高まることを報告している．Gitlinら[2]は，訪問作業療法において対象者本人にとって意味のある活動を探索し，対象者のレベルに合わせた援助方法を考え，家族に伝達して援助をしてもらうというテーラーメイド型の活動プログラム（Tailored Activity Program；TAP）を作成し，その効果の検証を無作為化比較試験で行った．その結果，TAP実施群は行動障害の減少，介護者の能力の有意な向上を認めている．このように，対象者に適した活動の探索，能力評価からの活動の適合，そして最終的なケアチームでのその方法の共有・実施という一連の流れは，認知症をもつ人の意味ある活動の支援において重要なプロセスである．

これらの研究からも，興味や能力など個人の多面的側面を把握して活動が提供されることに意味があることがわかる．そのためにも活動はできるだけオーダーメイドで，対象者一人ひとりの多様なニーズに合わせる形で行われることを基本的前提として押さえておく必要がある．

(3) 対象者に適した意味のある活動を支援する

認知症をもつ人に対して，すべての活動でその潜在性を引き出しながら活動を支援することは容易でなく，むしろ困難なことが多い．とりわけ認知症が重度の対象者は困難さが増す．そのため，PALのなかでも推奨されているように，本人にとって意味があることをよく考慮し，潜在的能力を活用した形でどの活動を支援するかを検討することが必要である．たとえば，対象者が病前から身なりに気を遣う人であれば，服は何を着るかについて介護者が決めるのでなく，自分で選ぶことを援助したり，対象者の反応をみて好みを探ったりすることもできるだろう．介護者が決めてしまう方が早い場面があるかもしれないが，対象者にとって大切なことは何かという視点から考えて意味のある活動を選択して支援することが重要である．

5) PALの背景理論

PALの背景理論である（1）人間発達の生活歴のアプローチ，（2）パーソン・センタード・ケアのモデル，（3）Allenの機能的情報処理モデルの3つの理論について以下に概説し，PALとの関係を考察する．

(1) 人間発達の生活歴のアプローチ

社会心理学者のEriksonは個々人の心理学的発達はライフサイクルに応じて人は異なった社会心理的課題をもち，その課題の解決はそのときの社会的関係に影響されるとしている．彼の理論のなかで老年期の課題は「統合」対「絶望」とした[3]．老年期では能力低下や孤独感などの絶望感にさいなまれながら，それまで培ってきたライフサイクルでの回想を通じて，過去・現在の自身の評価を受け入れ，それを統合し価値を認めていくことができるかどうかの課題があるとしている．認知症や認知障害をもつ人に対しては，この向き合わなくてはならない多くの悲しみのなか，他者との関係，援助者との関係をとおして自分の存在を確認し，受け入れられるよう促していく必要がある．

PALは生活歴プロフィールの聴取などで過去のライフサイクルを分析して，活動を通じて対象者の自己同一性を促すことを重要視している．PALが過去，現在において対象者やその人生・生活のなかでの存在価値を感じられるように活動を考慮することに価値を置いているのは，このような背景理論があるからである．

(2) パーソン・センタード・ケアのモデル

PALの背景として，そのアプローチの方向性を示すものがパーソン・センタード・ケア（アプローチ）

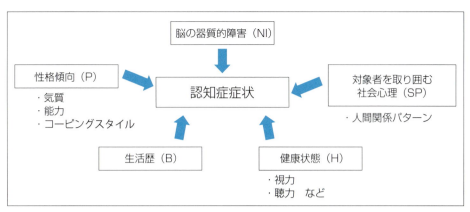

図3 パーソン・センタード・ケアにおける認知症をもつ人の行動に影響を与える要因

の考えだろう．この考えは活動を選択し，その活動が意味をもつという，つまり作業になり得るかどうかは対象者が活動をどう捉えているかにかかっているというものである．パーソン・センタード・ケアは，機能障害に合わせて活動をただ与えるだけでなく，PAL生活歴プロフィールで聴取されるような生活歴や対象者の視点から多面的に物事を捉え，よりよい作業がもてるようにしようとするケアのなかでは必須のモデルである．パーソン・センタード・ケアは，英国のTom Kitwoodによって提唱された．PALは英国でつくられていることもあり，パーソン・センタード・ケアの理念の影響が強いことはいうまでもない．

このように機能障害だけでなく，対象者を包括的視点で着目するという生活歴やその行動に影響する要因に着目するというパーソン・センタード・ケアの考えがPALの背景にある．パーソン・センタード・ケアにおける認知症をもつ人の行動は，性格傾向（personality；P）・生活歴（biography；B）・健康状態（health；H）・脳の（器質的）障害（neurological impairment；NI）・社会心理（social psychology；SP）によって決定する（図3）．パーソン・センタード・ケアでは，図3に示されるように多面的な評価から対象者の行動を理解することが推奨されている．PALにおいても活動を選択する際には対象者の行動の背景となるこれらの要素を考慮し，対象者の個別のニーズに合わせて活動が提供されることが望ましい．

また，パーソン・センタード・ケアとして重要とされている点として社会心理があり，「周囲の人とのかかわり」によって対象者の行動は影響されるとしている．PALは家族・介護者のかかわり方にアイデアを与え得るもので，対象者の能力や背景を知り，対象者のニーズに合わせた形でどのように家族・介護者が働きかけるかというパーソン・センタード・ケアな考えに立脚したツールである．

(3) Allenの機能的情報処理モデル

PALの背景理論でその骨格ともいえるものが，Allenの機能的情報処理モデルである．これは他の書籍や文献では認知能力障害モデル[4-7]や認知情報処理モデル[8]という名称で紹介されている．Allenは認知障害モデルという名称をもともと本理論に用いていたが，晩年に機能的情報処理モデルに名称を改めている[9]．わが国では認知障害モデルという用語がよく使用されており，改名前の名称がより普及しているためと思われる．しかしながら，本章では英訳に従うとともに，機能的情報処理モデルが改名後の名称であるため，それを使用し説明する．

わが国では本モデルの理論に関していくつかの文献があり，評価マニュアルが翻訳されている．しかし，教科書のようなテキストに概説的に紹介されている程度であり，それを活用した実践例をあまりみ

表1 PALとAllenの機能的情報処理モデルの対応

PAL 活動レベル	計画活動レベル	探索活動レベル		感覚活動レベル		反射活動レベル
認知症の段階	前期	前期から中期		中期から後期		後期
活動の特徴	活動の目標達成への計画を立て実行できる．活動の途中で問題を解決できないことがあるかもしれない．	慣れた環境，慣れ親しんだ活動は実行できる．活動の結果より，活動の遂行に関心をもつ．		活動の実行に関して，あまりアイデアをもたない．活動は工程が単純でないと行えない．		刺激に対して反射的な運動を示すことがある．
Allenの機能的情報処理モデル	計画的活動	探索的活動	目的指向的活動	徒手的活動	姿勢活動	自動運動
活動の特徴	新規性があり，複雑な活動が可能である．活動への結果に対する配慮ができる．	活動が新規性があり，複雑であると誤りを生じることがある．活動の結果に対しての考慮ができないときがある．	準備や思い出すことが必要かもしれないが，慣れた活動は行うことができる．	活動の一部分を反復して行うことができる．	介助者に協力する形で動くことがある．	自動的反応，反射的反応が起こる．
活動への支援の必要性	自立～見守り	見守り	軽度～中程度	中程度～重度	重度～全面支援	全面支援
MMSE（点）	24～30	20～25	10～20	0～10	0～5	0

MMSE；Mini-Mental State Examination.

ることがないため，知名度はまだ十分でないように思われる．一方で，開発国である米国を始め諸外国では，認知症をもつ人の活動能力障害を示し，介入に結び付ける臨床的なモデルとしては高名かつ有益な理論の一つとなっている印象である．

そもそもAllenの機能的情報処理モデルは，開発の基礎として発達心理学者の大家であるPiagetの認知発達モデルを参照している[10]．認知症における認知機能は，幼少期の認知機能の発達過程を示したPiagetの認知発達モデルの逆方向の過程をたどるという仮説は，これまで長年に渡り検証され，多くの支持を得られてきた．例をあげると，わが国の臨床でも活用されているアルツハイマー病の段階的変化を示すための評価であるFAST（Functional Assessment Staging）[11]もPiagetの理論を支持するもので，この評価では日常生活の観察から7段階で変化を分類している．

このAllenの機能的情報処理モデルは認知障害の段階的変化を6段階に集約している．PALは段階的変化を4段階としており，その能力などの比較は**表1**を参照されたい．

PALはAllenの機能的情報処理モデルのような段階的モデルを用いて対象者の潜在能力に着目し，それを引き出すために用いることを前提としている．しかし，用いるときに注意しなければならないことは，対象者の潜在能力を区分けすることに気を取られ，対象者を活動能力のレベルに当てはめ，整理し，グルーピングすることが目的となることである．あくまで活動能力を分類して，意味ある活動を支援することが目的である．

また，もう一点注意をしなければならないことは，段階的モデルは幼児期や子どもへの後退を意味

することではないということである．子どもは今まで獲得された知識や経験は少ないが，認知症をもつ高齢者はそれまで培ってきた長年の知識や経験，そして歴史をもっている．その点を考えると，発達段階に沿った段階的変化があったしても，高齢者としての尊厳を維持して接することは大切だろう．

● 文献 ●

1) Kolanowski A et al：A randomized clinical trial of theory-based activities for the behavioral symptoms of dementia in nursing home residents. *J Am Geriatr Soc* **59**（6）：1032-1041, 2011.
2) Gitlin LN et al：Tailored activities to magage neuropsychiatric behaviors in persons with dementia and reduce care burden：A randomized pilot study. *Am J Geriatr Psychiatry* **16**（3）：229-239, 2008.
3) Erikson EH, Erikson JM（村瀬孝雄・他訳）：ライフサイクル，その完結 増補版，みすず書房，2001, pp151-189.
4) 阿部勇太・他：認知症高齢者に対する Allen Cognitive Level Screen の有用性．秋田大保健紀 **19**（2）：43-51, 2011.
5) 岡本太郎・他：Allen 認知能力障害モデルの概要と評価方法．千葉作業療法 **4**（1）：3-15, 2015.
6) 鎌倉矩子：作業療法の世界，三輪書店，2001, pp138-147.
7) Kielhofner G（山田 孝・他訳）：作業療法の理論，三輪書店，1998, pp99-112.
8) 清水 一：記憶障害の評価とリハビリテーション．老年精医誌 **22**：280-289, 2011.
9) Wenborn J et al：Assessing the validity and reliability of the Pool Activity Level (PAL) Checklist for use with older people with dementia. *Aging Ment Health* **12**：202-211, 2008.
10) Piaget J：The origins of intelligence in children, International University Press, 1952.
11) Reisberg B：Dementia：a systematic approach to identifying reversible causes. *Geriatrics* **41**（4）：30-46, 1986.

2. 認知症をもつ人の活動

　PALは，認知症をもつ人の活動に焦点を当てたツールである．そこで本項では活動に着目し，認知症をもつ人の活動とその重要性を解説する．

1) 人にとっての活動

(1) 人は多様性のある異なった活動を行う
　人は生活のなかで多くの活動を行っている．以下に一日のなかで人が行う活動例をあげる．

> ・顔を洗う・朝食をつくる・朝食を食べる・身支度をする・通勤をする・仕事をする・友人に会う・スポーツジムで運動する・絵を描く・洗濯する・掃除する・買い物をする・子育てをする・入浴する・野球観戦をする・テレビをみる　など

　これはある人の朝から夕方の活動までの例であるが，これだけみてもわかるように人は多様性のある異なった活動を行う．主婦や学生という役割の違いや，興味や趣味の違いによって個性に彩られた生活のなかで行われる活動は人によって異なり，多様性があることは活動を考えていくうえで理解しておきたいポイントである．

(2) 同じ活動でも人により方法や内容，その活動を行う意味が異なる
　テレビをみるとき，野球を観戦するのが好きな人がいれば，歌番組をみるのが好きな人もいるように，「テレビをみる」という同一の活動によってもその好みが違うのは当たり前である．また，料理をつくることが好きで料理をする人もいれば，自分の家で主婦としての役割として料理をしなければいけない人もいる．このように同じ活動でもその行う人にとって活動の意味合いが違うこともあり得る．つまり，活動は人によって意味や価値に多様性がある．これも人の行う活動の特徴の一つである．
　認知症になったら，今までと同じように活動が行えないかもしれないが，今まで培われてきた人生や生活のなかで行われた活動に対する個人の意味や価値は変わらないことが多い．
　「PALは認知障害をもつ人でも潜在的な能力をもっており，環境によってそれらの潜在的な能力が確認され，発揮されるという実証された原理に基づいている．作業（Occupation）は，この可能性を拓くことができる鍵（キー）である」
　これは本書の第1部第2章の冒頭の引用文である．筆者はこの文はPALの重要な根底だと感じている．作業療法の領域では，作業は「対象者にとって意味のある活動」と捉えられている．この文を

言い換えると，「PAL は対象者にとって意味のある活動を鍵（キー）にした手法であり，意味のある活動を適切な環境下で実施することで認知障害をもつ対象者の能力は発揮される」ということを表現しているように思われる．認知症をもつ人はその認知的な問題，つまり中核症状の影響により多くのことができない，何もできない人とみられることが少なくない．しかし，能力を引き出せるような声かけや環境をつくることにより，多くの生活で行われること，つまり意味のある活動である「作業」が行えるのは事実である．そして，作業を行うことは認知障害をもつ人に大きな影響を及ぼすきっかけとなり得ると解釈できる．

人は認知症や認知障害の有無にかかわらず活動を行うことを欲する．たとえば1日中，部屋に閉じこもり，寝て過ごす生活を想像してみるとよくわかる．2〜3日は我慢できる人もいるかもしれないが，多くの人は我慢できず何かをしたくてたまらなくなるだろう．

作業療法の創始者で，「作業療法の父」とよばれる Dunton は「作業は食物と水のごとく生活に不可欠である」という言葉を残している[1]．なぜ人は活動をしたいのかを考えていくと，人は作業をすることによって生命を維持し，自分の感情を表現し，自分のアイデンティティを形成し，自分の役割をつくり，存在する価値を見出す．活動は多くの面で対象者を支える重要な源と捉えられるからである．

2）認知症をもつ人にとっての活動

(1) 認知症は活動の障害

人は活動を通じて生活し，社会とつながっている．では，認知症をもつ人はどうだろうか．認知症は「記憶や見当識などの認知機能の障害によって社会生活や日常生活に障害が生じる状態」である．言い換えると，社会や日常生活で必要とされる活動が障害されることが起こった結果である．認知症をもつ人の多くはこれらの活動に問題が生じることにより，社会との接点を失ったり，日常生活でのほころびを生じたりする．つまり，認知症は活動の障害といっても過言ではない．

たとえば，認知症という症状が気づかれるときには「今までできた作業ができなくなった」「料理をつくった後に火の消し忘れをする」「服装が前よりだらしなくなった」など，対象者の行ってきた活動の支障が発端であることも少なくない．また，施設で生活する認知症をもつ人をみていると，一日中椅子に座ったままで何もせずに過ごしている様子を目の当たりにすることがある．これは活動をすることがない状態である．また，体操やレクリエーションに参加する意思もないのに，デイルームに集められて，何が行われているかわからないままに一日を過ごしている人もみられる．

このようにみていくと，認知症により日常的に行われていた活動が行えなくなる．さらには自分が意図する活動が行えなくなり，また希望しない活動を他者から押し付けられるままに参加しているような状態になる．これらは**作業機能障害**といわれ，自分にとって意味ある作業に参加できていない状態を表現するものである．作業機能障害に関する説明と例を**表1**にあげた．

認知症が重度になると，作業機能障害をきたすことが多くなる．そのタイプはさまざまで，自分で移動ができないためデイルームで一日中座りっぱなしで，行うことができる活動がないという**作業剥奪**から，自分のやりたい活動がうまくみつけられず，問題が解決されないまま長時間に渡り徘徊するような**作業不均衡**な人もいる．

認知症が進行すると活動をうまく選び，開始することや継続することが困難になるため，活動は受動的になりやすい．PAL のなかでも，そこを援助者が手助けすることが支援の一つとしてあげられる．この理由の一つは，記憶障害や見当識障害により対象者が主体的に活動を選び，開始するというのが

表1　作業機能障害とその行動例

	説明	認知症をもつ人の行動例
作業疎外	何か活動を行っているが，自分にとって意味があるといえない活動を行っている状態．	・グループの体操があるので連れてこられたが，説明が難しくてついていけない．
作業剥奪	行う活動がない状態．活動を行うことで社会の一員として参加し，自分の健康を向上させることができない状態．	・車いすに乗せられてデイルームに連れてこられたが，行うことができる活動が特になく，一日中座りっぱなしで過ごしている．
作業周縁化	集団の端に追いやられているために，自分で選んだ活動を自律的に行うことができない状態．してもしなくてもどうでもよい活動だけを行う状態．	・レクリエーションに参加したいと思っていないが，みんなが参加しているという理由でやりたくないが仕方なく参加している．
作業不均衡	行うべき活動がない，十分な活動がない，行うべき活動が過剰にあるといった不均衡がある状態．	・一日中，疲れるまで徘徊している． ・特にやることがないので，一日中家に引きこもり，お酒を朝から飲み続けている．

難しいことがいえる．これに対して人的サポート含めた環境的なサポートにより活動の選択や開始を援助することが望ましいと考えられる．

「認知症をもっていても活動的に過ごすことは重要である」という言葉はよく聞かれる．しかし，活動的というのはどういう意味だろうか．これは対象者の日常生活のなかが意味のある活動で満たされている状態であると訳者は考える．

(2) 認知症をもつ人の心理的ニーズと活動

近年，わが国でもよく知られるようになったパーソン・センタード・ケアの提唱者のKitwoodは，認知症をもつ人の長時間の観察から5つの心理的ニーズをあげた[2,3]．それは，「くつろぎ（やすらぎ）」「アイデンティティ（自分が自分であること）」「愛着・結びつき」「たずさわること」「共にあること」である（図1）[4]．

これらの心理的ニーズは，認知症が重度になったとしても潜在的に存在し続けると考えられ，また，相互にニーズは重なり合い，関連しあっているともいう．ニーズは活動と関連しているものが多く，対象者にとって意味のある方法で活動に参加することにより満たされるものがある．潜在的能力を発揮して，意味のある活動にかかわり，活動への参加を促すことが心理的ニーズを満たすことにつながり，結果的に認知症をもつ人が「よい状態」で過ごすことを導く可能性がある．以下，個々のニーズと活動との関係を考えていく．

①くつろぎ（やすらぎ）

くつろぎ（やすらぎ）は，緊張感がなくリラックスしている状態である．帰宅願望のような不安を抱えている，心身の不調を感じている様子はくつろぎのニーズが満たされているものではないと考えられる．たとえば，スタッフとソファでゆっくりしながらおしゃべりをしているような状態はくつろぎのニーズを満たす様子である．

活動は活発に行われるものばかりではない．くつろぎの感覚を引き出すような活動を実施することも，重要なニーズを満たす一つの援助になる．

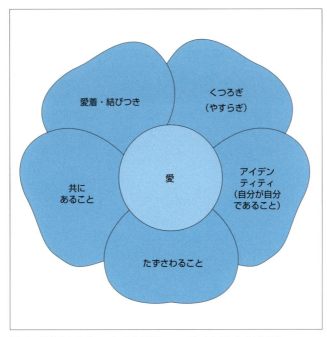

図1 認知症をもつ人の心理的ニーズ（文献4を改変）

②アイデンティティ（自分が自分であること）

アイデンティティ（自分が自分であること）とは，認知と感情を通じて自分が誰であるかわかることである．過去との自分と連続性をもち，自分自身が誰であるかという認識をもつことである．この感情は，対象者の過去に行ってきた活動を行い，それによって生まれる他者との役割関係がつくられることで満たされるニーズである．たとえば，教師として人に教えることをしてきた対象者は，そこに自分らしさがあり，認知症になっても人に教えることで自分らしさを感じられる．

自分らしさを発揮できるように導くには，PAL生活歴プロフィールなどを用いて対象者の人生を知り，対象者が活動を行うときの意味を考えることもアイデンティティのニーズを考える大切な観点と考える．

③愛着・結びつき

愛着・結びつきは，人や物に対する愛着やこだわり，そして決まって行われる行動や習慣を通じて自分が外部と結びつくことを感じられる感覚である．認知症をもつと強い不安や変化にさらされるため，何かに結びついているという感情は重要なニーズになる．愛着のある物や人が側に存在することで，対象者は結びつきを感じられるものである．

PALでは，対象者の個性や習慣を大切にしたアプローチを行うことが強調されている．対象者の好みや習慣を理解し援助することは，結びつきのニーズを理解することになる．そのような要素を活動のなかに入れることで，ニーズを満たすことに近づけることができる．

④たずさわること

たずさわることは，対象者の潜在的能力を活用して日常生活の過程にかかわっていると感じることである．認知症が重度になるにつれて主体性が損なわれやすく，対象者自ら活動にたずさわることに困難が生じる．さらにたずさわることが失われると，さらなる活動への能力低下が引き起こされる．活動をとおして対象者が人や物に働きかけていることを実感するときにこのニーズは満たされる．

PALはたずさわることを生むためのツールである．活動を通じて対象者が動き，結果として他者や物に何らかの相互作用を促すことが援助のポイントである．

⑤**共にあること**

　共にあることは，社会・集団のなかに存在し，認められているという感覚である．人は活動を通じて社会参加をすることで，他者に認められて集団のなかに居場所を形成する．認知症をもつと社会から疎外されやすくなり，人との関係をうまくつくれなくなることがある．たとえば，活動の一部を任せたり，活動を単純化したりすることで，認知症をもっていたとしても行える活動は多くある．集団の輪のなかでそれが行えれば，活動が対象者の居場所をつくり出し，共にあることに関するニーズも満たされるかもしれない．

　また，活動や環境への配慮だけでなく，PALのなかではコミュニケーションに関しても援助者の役割が記載されている．援助者が対象者に対してその存在を認めるように働きかけることもこのニーズを満たすことにつながる．

　認知症をもつ人は活動により心理的ニーズを満たすことができる場合が多くみられる．PALは認知症をもつ人のニーズを満たすような意味ある活動を探し出し，援助するために役立つツールである．

3) 作業と活動

　本書では筆者のPoolが作業療法士であるため，作業（Occupation）という言葉が用いられている．ここではプール"活動"レベルの活動と作業という言葉について簡単に解説したい．

　作業療法では，「作業」と冠しているだけあって，作業に関連した援助が行われる．一般的に作業という言葉は印刷作業や事務作業というように，労働の一部として何かを行うときによく使用される．しかし，作業療法のなかでは違った意味合いで用いられる．作業療法の世界では，作業は「人が行う何らかの活動で，文化や背景によって本人に意味や価値が付加されたもの」として定義されている．つまり，作業は活動のなかで対象者に特別な意味や価値があるもののことを指す．

　訳者にとっての作業を例にこれを説明する．訳者は広島生まれ，広島育ちで，熱狂的なカープファンである．そのため，カープの野球観戦に行くことは訳者にとって非常に意義深い活動である．これは他の人にとってはあまり興味がなく，わざわざ球場に足を運んでまでみるものでない，価値のない活動かもしれない．この例を考えると，幼少期から家族がカープを応援していたり，野球を幼少期からしてきたりという文化や背景の影響から野球観戦に価値を感じ，訳者の作業を形成しているといえるだろう．一方で意味や価値をもたない人にとっては，野球観戦は単なる活動であり作業とはいえないだろう．このように作業は人によって異なり，個性豊かなものであるといえよう．

　PALでは援助する際にどのような活動を選択するか，それは作業なのかは重要な視点と考える．そのため，活動を支援する際にPAL生活歴プロフィールなどで対象者の歴史や人となりを知ることは，対象者の背景や個性を尊重した支援をするためには大切なことである．

4) 活動の種類

　人の活動にはさまざまな種類があり，PALは種々の活動に対してアプローチの指針になる．なぜなら，PALチェックリストは9項目の日常生活活動から成り立っているからである．項目は3種類のセルフ

ケア（入浴/洗体，着衣，食事），3種類の社会的交流（他者との交流，集団活動技能，コミュニケーション技能），3種類の趣味的な活動（応用的活動，物品の使用，新聞や雑誌を読むこと）である．このようにPALチェックリストで観察される活動の種類が分かれていることで，さまざまな活動に対応したツールになっている．このような幅広い活動に対する評価になっていることでPALを用いてアプローチできる活動は，①日常的に行われるセルフケア，②調理や洗濯などの家事にかかわる活動，③手工芸や体操やレクリエーションなどの趣味や楽しむことを目的とした活動など，多岐に渡る．対象者に合うさまざまな活動を選択して，支援することが重要である．重度の認知症をもつ人は，活動全般に援助を必要とするかもしれないし，活動を自ら選ぶことも難しい対象者もいる．そのため，すべての活動を援助するというのは実質的に不可能だと考えられ，介護者が活動を選択し援助した方が対象者にとっても混乱を招かずに済むこともあるだろう．介護者が対象者の状況を考え，対象者にとって意味がある活動を検討し，能力を引き出してたずさわることのできる活動を選ぶことが重要である．

5）活動の遂行に影響する要素

活動の遂行にはさまざまな要素が影響する．活動の遂行を導く要素についてまとめたものを**図2**[5]に示した．認知症をもつ人の活動の遂行に導くには，活動の導入から実行，そして終了まで対象者の能力や活動に合わせた支援が必要である．その要素となるのは，対象者の心身機能の状態や生活・意欲・興味に加え，活動の行われる場所や必要な道具の置き場・種類などの物理的環境，スタッフの声かけやジェスチャーなどの活動への環境からの支援が重要である．

PAL活動プロフィールでは，これらの要素のなかで環境や活動（作業）の部分が考慮されて作成されている．対象者に合った活動を可能な工程に分けて分析し，必要であれば簡素化するなどして適切

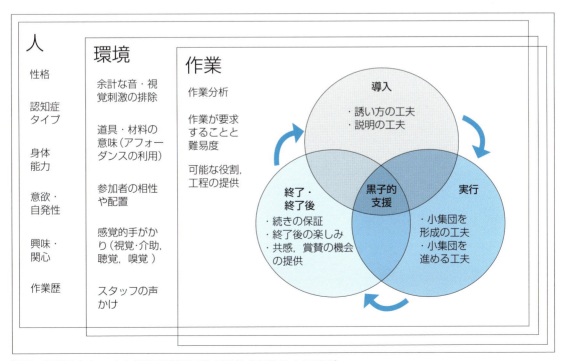

図2 認知症をもつ人を活動の遂行に導く要素（文献5より引用）

な物的環境・人的環境を考慮することが求められる.

6) 活動は行動心理症状を軽減させる

認知症をもつ人の介護者にとって,行動心理症状は介護負担感に非常に影響を与えるため注意をしなければならない.Trahanら[6]は,認知症をもつ人の活動への参加を促す方法に関するシステマティックレビューを行っている.この報告では活動の参加を促す方略のモデル(**図3**)を紹介し,何も変更を加えず活動を継続しても参加を促すことができないこと,逆にさまざまな活動を促す方法を用いることの有用性を述べている.①物品や材料の改善,②作業空間の改善,③声のかけ方の改善,④作業工程やタイミングの改善の方法により,活動への参加が促されることが報告されている.活動の参加の拡大の結果として,攻撃性や収集癖といった行動障害や感情や気分の落ち込みのような行動心理症状が改善されるという図式がある.

PAL活動プロフィールによって示される方略はこれらを網羅的に扱っており,この特性を考えるとPALは活動を促すために有効に作用し,その結果として行動心理症状の改善を導く可能性がある.

行動心理症状を改善させることは結果的に有益なことが多い.しかし,行動心理症状を考えるうえで重要なのは,行動心理症状とは認知症をもつ人自身の世界のなかで何らかの問題を解決しようとした結果が行動や心理として表現されているものと捉えることもできることである.そのため,行動心理症状を改善することばかりを考えるのではなく,なぜ対象者がそのような行動,心理状態に陥っているかを考え,その根本的原因の解決を探るかが介護者にとって重要なことである.

7) 活動の観察のポイント

活動は必ずしもうまく遂行できていることが重要なわけでない.もちろん,活動により作品ができ

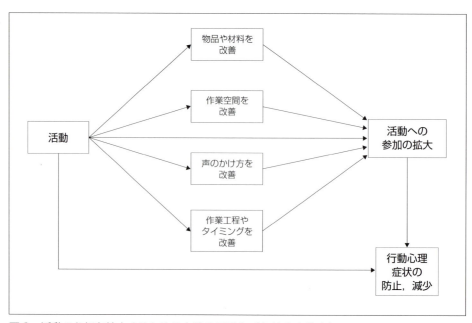

図3 活動の参加を拡大するための方略のモデル(文献6を改変)

表2 認知症をもつ人が活動を行う際の観察すべき重要なポイント

大項目	観察項目	定義
活動の取り組み方	①活動に注意を向ける	活動に対して視線や発語,表情からそれに対して注意を向け,興味を示す.
	②活動を始める	活動に対する拒否がなく,何らかの活動を誘われて始めるか,自ら主体的に参加し始める.
	③活動を継続して行う	対象者にとって適度な量の活動を継続して取り組む.活動の遂行に時間的な継続性がみられる.
	④活動に集中して取り組む	活動中に真剣な表情や無心さが観察され,活動に集中をしている.活動へ参加・関与する態度や状態が活動に入り込んでいる様子が伺える.
	⑤活動に関する知識や技術が現れる	過去に習得された知識や技術が言語や動作で自然に出てくる.
	⑥活動に能動的変化を加えながら取り組む	今の方法を変えてみたり,活動の内容・目標,活動中の役割を自ら設定したりといった活動中に新しいことをしたりするなど,活動をよりよく遂行しようという取り組みへの発展的かつ能動的変化がみられる.
活動中の感情表出	⑦うれしい様子がみられる	うれしそうな表情や笑顔がみられる.
	⑧安心した様子がみられる	不安さや落ち着きのなさがなく,穏やかな表情で,リラックスした状態が観察される.
活動中の言語表出	⑨回想する	昔を回顧し,過去の思い出話をし,昔を懐かしむ様子が観察される.ネガティブな内容でなく,活動によりポジティブな内容が引き出される.
	⑩発語が増える,あるいは発語量が増える	自然と発語がみられる.ポジティブな内容の発話量が増える.言葉が流暢に出てくる.
活動中の他者関係	⑪他者との社会的交流を開始する	目線を合わせるなど他者に関心を向け,他者と社会的交流を開始する.
	⑫他者と一緒に何かを行う	他者と場あるいは活動を共有し,協調をして何かの活動に取り組む.
	⑬他者に何かを教える	他者に対して知識や技術を教えるという立場を取って,何かの活動に取り組む.
	⑭他者に対して意思の主張や要求をする	他者に対して,自分が思っていること,感じていることを表現できる.(ネガティブな感情表出や長期間要求が続く状態は除く)
	⑮他者を気遣う	他者に対して配慮したり,何かをしてあげたり,気遣う様子が観察される.
	⑯他者に感謝を示す	他者との関係のなかで感謝を示す様子や発言がある.
活動をとおして得られたもの	⑰活動の結果として満足感を得る	活動の結果や他者からの賞賛に対して満足を示すような表情や発言がある.
	⑱活動の結果として自分の能力の確認をしたり,有能感を得たりする	自己の能力を確認するような発言や自分の行った結果に対して有能感を示す表情や発言が聞かれる.
	⑲活動が終わり,新しい活動を始めたり,次の活動の計画や期待をしたりする	次の活動を楽しみにする様子や次の活動への計画をもつ.あるいは,続けて異なった活動を主体的に開始する.

たときの見栄えも大切だろうし，ゲームに勝つこと，よい結果を残すことは重要視されるべきである．しかし，認知症をもつ人にとっては活動の結果がすべて重要とは限らず，活動を行っている過程にたずさわることに重きを置くことも少なくない．特に認知症が重度になってくると顕著であり，重度の人は結果を意識して活動を行うことは少なくなってくる．

そのため，認知症をもつ人が活動を行う際に観察すべき重要なポイントは，結果よりも活動に対象者がどのように取り組み，どのような影響を受けているかという点である．**表2**に人が活動をするときに表出され，観察できるポイントについてまとめた[7]．

表2の概要を説明すると，人は活動をするときにまず「①興味」をもち，活動を「②開始」し，そして「③継続」「④集中」することで活動に没入していく．その際に過去の「⑤知識」や技術を用いたり，そのなかで方法を試行錯誤したり，自ら目標設定をするという「⑥主体性」が発揮される．そうした活動の際に「⑦笑顔」「⑧安心」する様子という情緒面での感情表出や過去の「⑨回想」をしたり，言葉の「⑩流暢性」が向上し，多くの発語がみられたりする．一方，活動中に他者がかかわる場合は，「⑪交流」から始まり，「⑫協力」し，時には「⑬教授」や「⑭意思」の要求，「⑮配慮」「⑯感謝」することもみられるだろう．このような活動が行われた結果，「⑰満足感」「⑱有能感」を感じ，「⑲次の活動への意欲」が起こると考えられる．

これらの認知症をもつ人が行う活動で実際に観察される視点を参考にして活動の様子を観察することが，活動の選択はよかったか，活動は対象者に適しているかなどの効果の判断につながる．

● 文献 ●

1) 矢谷玲子：作業療法の起源と歴史．作業療法の実践の仕組み，第2版，協同医書出版社，2014，p30．
2) 水野 裕：実践パーソン・センタード・ケア，ワールドプランニング，2008，pp48-58．
3) Kitwood T：認知症のパーソンセンタードケア 新しい文化へ，筒井書房，2005，pp141-147．
4) ブラッドフォード大学認知症介護研究グループ：パーソン・センタード・ケアと認知症ケアマッピング 理念と実践，第8版，認知症介護研究・研修大府センター，2011，pp15-40．
5) 西田征治・他：認知症者に対する生産的作業の遂行を促進する支援技術に関する研究．広島大保健ジャーナル **10**：6-13，2011．
6) Trahan MA et al：A systemtic review of strategies to foster activity engagement in persons with dementia. *Health Educ Behav* **4**（1S）：70S-83S, 2014.
7) Ogawa M et al：A qualitative study of viewpoints for observing effects of activities in clients with dementia. Submitted.

3. PALの活用の実際

本項では，読者の使用時の参考となるように，PALを用いた実践や研究での取り組みを紹介する．日本語版PALチェックリストの信頼性，妥当性の検証とPAL使用者へのアンケート調査の結果を紹介し，項末にPALに関するよくある質問と回答を掲載する．

1) PALの実践報告

PALの実践報告はわが国では老人保健施設[1]，回復期リハビリテーション病棟[2,3]などでの事例が紹介されているが，ここでは英国の作業療法士がPALを用いた実践を紹介する．

症例検討：プール活動レベルを用いた認知症をもつ人への意味のある活動の支援[4]

[背景]

認知症をもつ人にとって認知や行動，機能や感情の障害は活動への参加の困難さを導く．そして不活動は身体・精神的健康の低下を招く．この不活動にはケアスタッフの適切かつ意味のある活動を促す知識の欠如が原因と考えられる．Poolは活動に参加するためには，対象者に意味のある活動を特定することと，能力を知ることの2つが鍵となると主張している．本論文では血管性認知症を患っているクレアへ意味のある活動を支援するために作業療法士がPALを用いた支援を紹介している．

[症例紹介]

クレアは70歳代前半の女性．血管性認知症．脳卒中後の認知機能の低下で急性期の精神科病院に入院中であった．クレアは入院中であることは理解しているが落ち着かず，不穏で攻撃性がみられおり，集団作業療法に参加することは稀な状態であった．

[PALのプロセス]

作業療法の目標はクレアに適切なレベルの意味のある活動を促進することであった．PALにより評価を行った．

・PAL生活歴プロフィール

クレアと夫，娘を交えて生活歴プロフィールの聴取をした．クレアは質問に対して簡単な表現で答えることができ，彼女の興味から活動の選択ができた．家族もこの機会に彼女の興味に関して自然に共有することができた．

・PAL活動チェックリスト

作業療法士ともう一人のスタッフが，クレアを2週間観察してPAL活動チェックリストをつけた．その結果，クレアは探索活動レベルであり，とても慣れ親しんだ課題を馴染みのある環境であれば実

行できるレベルであった．

[結果]

　クレアのPALからは，彼女ができる量に活動を分けて，簡単で理解しやすい指示を行うことの重要性が確認できた．彼女が価値を置いている活動の一つがペインティングであることがわかったため，探索活動レベルでペインティングができるように促すようPAL活動プロフィールを活用した．

　彼女が混乱することなく行える活動は，ブラシを探すこと，色を選ぶこと，絵の一部分を塗ることであった．ペインティングをするときは騒々しい環境だと落ち着かないので，静かで一人で行える場所を用意した．PAL活動プロフィールを参考にクレアの視野にペインティングの物品が入るように考慮した．作業療法士はクレアに対して短い文章で，わかりやすく課題を説明することを心がけ，接続詞や前置詞の使用は避けるようにした．クレアは即座にブラシを選ぶが，色を選ぶのには時間がかかった．そのため，作業療法士は2色の選択肢を提示して促し，クレアが混乱しないようにした．

　探索活動レベルのプロフィールに従い，作業療法士は活動の結果よりも活動の経験で何が達成されたかを感じることを促した．これらの方法でクレアはペインティングを楽しむことができ，3つの作品を完成させた．

[考察]

　本論文はPALを用いたある作業療法士の実践過程をまとめたものである．このなかでクレアは活動を楽しみ，継続する感覚を得られただろう．活動は認知症をもつ人の意味のある習慣をとおして自己の感覚を促すものである．

　活動が意味をもつためには対象者の歴史や好み，スキルを特定する時間をとり，対象者を理解する必要がある．PALは適した活動を選び，よりよく行える環境をつくることができる．PALは作業療法士だけでなく，認知症をもつ人にかかわるスタッフや家族も援助することができる．

2) 研究での活用

　次に，PALチェックリストを研究に活かしている2点の報告を紹介する．

(1) 認知症をもつ人の活動能力を分類するというPALの特徴を活かした研究[5]

　Boydらの研究では，認知症をもつ人への活動を支援するための情報を口頭や写真で伝えることのできる技術（機器による指示）の効果的方法を検討する際にPALチェックリストを用いた．それらの技術を活用するうえで，認知症をもつ人に対してどのように情報提供すべきかを検証することを目的とした．

　本研究ではPALチェックリストは活動能力を分類するために用いられており，研究の対象者として計画活動レベルと探索活動レベルの人が採用された．これは活動能力がある程度のレベルでないと，機器を用いて情報提示を行ってもあまり効果が見出しにくいと予測されるためであろう．

　9名の認知症をもつ人に（a）カードに名前を書いて封筒に入れる課題と，（b）CDプレーヤーを再生させる課題の2種類が実施された．提示された促し方法は，①文字による促し（スクリーンに出現する），②録音された音声，③ディスプレイに移し出される写真（画像），④ビデオによる促しの4種類が比較検討された．結果としては，カード課題は言語的な促しがより有効で，（b）CDプレーヤーを再生させる課題は，③画像による促しが有効な傾向があった．

　このように調査対象のレベル分けを行うときにPALチェックリストが活用されている．PALの特徴の一つは認知症をもつ人の活動レベルを分類できることから，その特性を活かした研究における使用

方法といえる.

(2) 認知症をもつ人の活動性の向上を目的とした調査での活動能力への効果検証の指標 [6]

　Koskela らは高齢者施設にいる認知症高齢者に対して 12 カ月間の包括的活動プログラムを実施して，その評価に PAL チェックリストを用いることを計画し実施している．包括的活動プログラムというのは，理学療法士と作業療法士によって実施される個人のニーズや希望する方法を考慮して障壁を減らし活動能力を高められるように，物理環境の調整，課題の実施，組織構造を検討するプログラムである．この効果検討のためにいくつかの指標が準備されており，虚弱高齢者身体活動評価（Assessment of Physical Activity in Frail Older People），PAL チェックリスト，認知症ケアマッピング，EQ-5D-5L（健康関連 QOL の評価）を評価する予定になっている．本研究は研究プロトコールのみを先行して公表する形式の論文で紹介されており，結果はまだ公表されていない.

　このように PAL チェックリストは，認知症高齢者の活動に対するアプローチの効果検討の評価方法として使用されている．PAL を用いた結果の効果検証などはまだなく，今後行われることが望まれる．

3) PAL チェックリストの日本語版の妥当性と信頼性 [7]

対象者と方法

　対象は，認知障害をもつ介護老人保健施設入居者 14 名，回復期リハビリテーション病棟入院者 7 名，認知症病棟入院者 11 名，重度認知症デイケア通所者 11 名の計 43 名（男性 9 名，女性 34 名），平均年齢は 77.3±4.1 歳である．対象者 43 名に対し，11 名の作業療法士が PAL チェックリストを実施した．PAL チェックリストは，①入浴／洗体，②着衣，③食事，④他者との交流，⑤集団活動技能，⑥コミュニケーション技能，⑦応用的活動（手芸，家事，園芸），⑧物品の使用，⑨新聞や雑誌を読むことの 9 項目を観察し，4 段階（計画／探索／感覚／反射活動レベル）で評定する．

　妥当性の検討を行うために，対象者の機能レベルの評価として，改訂長谷川式簡易知能評価スケール（HDS-R），臨床認知症評価尺度（CDR），N 式高齢者日常生活動作能力評価尺度（N-ADL），N 式高齢者用精神状態尺度（NM スケール），Barthel Index（BI）を施行して，本チェックリストの関連性を検討した．信頼性としては，再テスト法による評価者内信頼性と評価者間信頼性の検討を実施した．

　研究に当たっては，共同研究者の所属機関の倫理委員会にて承認を得た．また，調査協力者ならびに家族に対して，研究の趣旨とデータに関する守秘義務，プライバシーの保護に関して口頭ならびに文書にて説明を行い，同意を得た．

結果

　対象者の基本属性を**表 1** に示す．活動レベルが低下するにつれて，HDS-R，N-ADL，NM スケール，BI の平均点が低下していた．また，認知症の程度を示す CDR も活動レベルの低下に従い，重度の人が増加していった．

1．妥当性に関する検討

　併存的妥当性については，PAL チェックリストと既存の評価指標間の Spearman rho 係数を算出し検討した．すべての評価指標との間に 0.650〜0.906 の有意な相関が認められた（**表 2**）．

　構成概念妥当性は，PAL チェックリストのそれぞれの項目間の相関係数を算出して検討した．すべての項目間相関に 0.471〜0.939 の比較的高い相関を示していた（**表 3**）．

表1 対象者の基本属性

	計画活動レベル (P)	探索活動レベル (E)	感覚活動レベル (S)	反射活動レベル (R)
人数（男/女）	7 (0/7)	19 (6/13)	11 (1/10)	6 (2/4)
年齢（SD）	77.3 (4.1)	85.3 (1.4)	89.1 (1.5)	84.5 (3.0)
診断（人数：AD/VD他）	7 (4/3)	19 (11/8)	11 (3/8)	6 (5/1)
HDS-R（SD）	15.1 (2.5)	13.6 (1.2)	7.4 (2.0)	1.2 (0.8)
N-ADL（SD）	38.9 (3.0)	30.8 (2.3)	18.8 (2.3)	8.0 (2.5)
NMスケール（SD）	36.9 (2.9)	26.0 (1.2)	14.2 (1.5)	4.2 (1.3)
BI（SD）	84.3 (4.8)	62.4 (5.3)	30.5 (6.9)	7.8 (4.5)
CDR（人数）	7 (16.3)	19 (44.2)	11 (25.6)	6 (14.0)
0.5（認知症の疑い）	1 (14.3)	0 (0.0)	0 (0.0)	0 (0.0)
1（軽度認知症）	4 (57.1)	5 (26.3)	1 (9.1)	0 (0.0)
2（中度認知症）	2 (28.6)	12 (63.2)	2 (18.2)	0 (0.0)
3（重度認知症）	0 (0.0)	2 (10.5)	8 (72.7)	6 (100.0)

AD：アルツハイマー型認知症，VD：血管性認知症　　　　　　　　　　　　　　　（文献7）

表2 併存的妥当性：PAL活動レベルと評価指標との相関係数（rho）

	CDR	N-ADL	NMスケール	BI	PAL
HDS-R	−0.684**	0.650**	0.787**	0.671**	0.673**
CDR		−0.705**	−0.850**	−0.681**	−0.742**
N-ADL			0.822**	0.906**	0.750**
NMスケール				0.799**	0.885**
BI					0.768**

n = 43, *p < 0.05, ** p < 0.01　　　　　　　　　　　　　　　　　　　　　　　（文献7）

表3 構成概念妥当性：PALチェックリストの項目間相関係数（rho）

	着衣	食事	他者との交流	集団活動技能	コミュニケーション技能	応用的活動	物品の使用	新聞や雑誌を読むこと
入浴／洗体	0.759**	0.687**	0.634*	0.728**	0.634*	0.662**	0.730**	0.752**
着衣		0.721**	0.625*	0.732**	0.625*	0.665**	0.852**	0.750**
食事			0.471	0.817**	0.850**	0.777**	0.846**	0.884**
他者との交流				0.705**	0.688**	0.725**	0.576*	0.618*
集団活動技能					0.844**	0.873**	0.824**	0.780**
コミュニケーション技能						0.932**	0.853**	0.939**
応用的活動							0.814**	0.891**
物品の使用								0.907**

n = 43, *p < 0.05, ** p < 0.01　　　　　　　　　　　　　　　　　　　　　　　（文献7）

表4 PALチェックリストの評価者間信頼性，再テスト信頼性

	評価者間信頼性（n = 14）		再テスト信頼性（n = 29）	
	Kappa係数	ICC	Kappa係数	ICC
入浴／洗体	0.429	0.793	0.953	0.983
着衣	0.696	0.883	1.000	0.990
食事	0.811	0.948	0.919	0.995
他者との交流	0.314	0.629	0.952	0.960
集団活動技能	1.000	0.987	0.859	0.957
コミュニケーション技能	0.851	0.882	0.796	0.929
応用的活動	0.857	0.928	0.954	0.970
物品の使用	0.851	0.941	1.000	0.964
新聞や雑誌を読むこと	0.714	0.911	0.903	0.975

（文献7）

2．信頼性に関する検討（表4）

信頼性には，CohenのKappa係数と級内相関係数（intraclass correlation coefficients；ICC）を算出して検討した．Kappa係数の算出に当たっては，先行研究[8]と同様に2つの活動レベル（計画と探索，感覚と反射）を1つにまとめて2水準にして検討した．4水準のマトリックスでは，係数の算出が困難なためである．

評価者間信頼性は，介護老人保健施設入居者14名に対して2名の作業療法士が別々に評価を行った．Kappa係数は，0.314〜1.000，ICCは0.629〜0.987とややばらつきがみられた．

再テスト信頼性は，1回目の評価の1週間後に評価を行った．その結果，43名中29名より評価を得ることができた．Kappa係数は，0.796〜1.000，ICCは0.929〜0.995と高い一致率を示した．また，内部一貫性の指標であるChronbachのα係数は，0.961であった．

考察

本研究から日本語版PALチェックリストは予備調査の段階であるが，比較的高い妥当性と信頼性があることが示唆された．

妥当性の検討においては，併存的妥当性は，認知機能レベルや認知症の重症度，ADLの自立度と高い相関を認めた．また，構成概念妥当性についても，同様に高い相関を認めた．入浴/洗体と着衣と物品の使用との間に高い相関が認められたが，この結果は英国版の調査内容と一致した．

信頼性の検討においては，Chronbachのα係数により高い内部一貫性があることが示唆された．再テスト法による信頼性も高い一致率があるものの，評価者間信頼性としては，「他者との交流」「入浴/洗体」など一部の項目で一致率がやや低い結果となった．今回は作業療法士がチェックしたため，観察場面や生活場面へのかかわりに違いがあり，このようなバラツキが出たと推測される．英国のオリジナル版も同様に評価者間信頼性にはバラツキがみられるため，今後の検討が必要である．

調査の限界と今後の課題

PALチェックリストは，多職種で使用することが可能な評価ツールであるが，今回は，作業療法士

のみの評価となっている．また，対象者数が十分とはいえない．今後は，多職種でより多くの対象者で検討していくことで，日本語版 PAL チェックリストの信頼性と妥当性について精査していく必要がある．

4) PAL の使用経験に関するアンケート調査結果 [9]

訳者らは 2012 年にわが国での PAL の臨床での有用性や適応の可能性に関して調査を行った．2011 ～ 2012 年に PAL を研修などで紹介した作業療法士を対象にした．対象者には臨床で PAL が活用できるように研修などを通じて PAL チェックリストや PAL 活動プロフィールなどのシートを配布していた．

調査方法

調査は電子メールによる質問紙調査とし，調査対象に該当した 27 名の作業療法士にアンケート用紙を添付して送付した．対象者には本研究の目的，対象者，個人情報の配慮，回答しなくても不利益を生じないことなどの倫理的配慮に関して説明文書を添付して，アンケートの回答，返信をもって研究に承諾をしたとみなすことを文書にて説明した．

アンケートの質問内容は，「① PAL チェックリストの内容はわかりやすいですか？」「② PAL チェックリストの評価は簡単に行えますか？」「③認知症をもつ対象者へ活動を導入する際に参考になりますか？」「④認知症をもつ対象者の活動能力をチームで共有に役に立つと思いますか？」の 4 つであった．これらの質問に対して，それぞれ 4 件法で回答できるように回答を設けて質問を行った．

調査結果

アンケートの返信は 16 名から得られ，59.3％の回収率であった．回答者のうち 13 名が PAL の使用経験があり，それらを分析対象者とした．PAL の使用経験人数の 5 例以上が 2 名，1 ～ 5 名が 11 名であった．PAL 未使用者の使用していない理由は，評価に対する知識不足が 2 名，対象者がいないことが 1 名であった．

結果を**図 1** に示す．結果を要約すると，分析対象者の約 90％が PAL はわかりやすく，簡単であるとした．また 100％が活動導入の参考になり，活動能力のチームでの共有に役に立つと回答した．これらの回答理由は，対象者の生活を知っていれば評価が可能，個別プランの作成に有効である，集団活動時の役割設定や構成に有用というコメントがあった．また，活動内容の詳細を設定するには他の評価やスキルが必要，他職種と対象者の活動能力の情報共有がうまく行えないことが問題点としてあがった．使用経験がない理由は，使用に値する知識がないなどがあげられた．

アンケート調査から PAL チェックリストの特徴として，対象者の生活を知っている者であればチェックができ，簡便であることが確認された．また，PAL は臨床での意味ある活動の導入に関して有用性は高く，チームでの活動能力の共有に有用である可能性が示唆された．一方で，PAL のみの評価では十分でないことや，使用にあたり PAL チェックリストの使用方法の資料や情報・知識提供が必要であると考えられた．

3. PALの活用の実際

①チェックリストのわかりやすさ

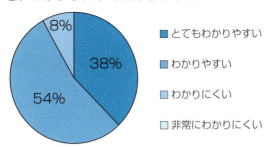

- とてもわかりやすい: 38%
- わかりやすい: 54%
- わかりにくい: 8%
- 非常にわかりにくい

わかりやすい理由
・対象者の生活を知っている人であれば，誰でもつけられる．
・初めは言葉に対してイメージをつけることに迷うこともあったが，使い慣れれば問題はない．

わかりにくい理由
・どのように採点すればよいかわかりにくい．

②チェックリストの簡単さ

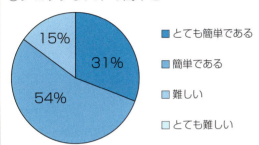

- とても簡単である: 31%
- 簡単である: 54%
- 難しい: 15%
- とても難しい

簡単な理由
・対象者の生活全般を知っていれば，5〜10分程度でつけられる．

難しい理由
・正しく評価できているか自信がもてない．
・介助者の感じ方や時間により介助量が変化するため，評価に迷うことがある．

③活動導入の参考になるか？

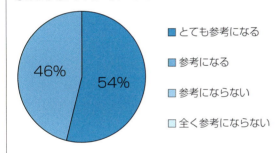

- とても参考になる: 54%
- 参考になる: 46%
- 参考にならない
- 全く参考にならない

回答理由
・活動を提供時の難易度を客観的に評価でき，導入が容易になる．
・単純な生活歴だけでなく，なぜそのような生活をしていたかを聴取しておけるとより活動が導入しやすい．
・参考にはなるが，具体的な介助法や環境調整は作業療法士の力量に左右される．

④活動能力のチームでの共有に有用か？

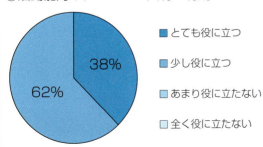

- とても役に立つ: 38%
- 少し役に立つ: 62%
- あまり役に立たない
- 全く役に立たない

回答理由
・認知症をもつ人の活動能力が4つに段階づけられるので，比較的容易に情報の共有ができ，その情報を参考にケアプランにつなげられる．
・集団リハにて，役割決めや集団の構成を考えるのに役立つ．
・活動レベルは共通言語でないので，わかりやすい説明が必要である．
・作業療法士同士では説明をすれば共有しやすい．他職種との考え方の違いや情報共有の機会をもつことの困難さがある．

図1 PALの使用経験者に対するアンケート調査結果

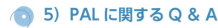 5) PAL に関する Q & A

Q PAL のシート類の使用は誰かに許可を得て使用する必要がありますか？
A 認知症をもつ対象者のために使用するのであれば，本書の第 1 部第 1 章からコピーして使用することが可能です．

Q PAL は生活行為向上マネジメントのなかでも使えますか？
A PAL を使用する流れは生活行為向上マネジメントに非常に類似しています．そのため，生活行為向上マネジメントとの親和性は高いツールであり，生活行為向上マネジメントのアセスメントとして活用できるものと考えます．

Q PAL は在宅でも使用できますか？
A PAL は施設，在宅を問わず使用できるツールです．

Q 現場では他にもさまざまな評価を求められているのですが，そのなかで PAL を行うメリットは何ですか？
A PAL は，日常生活の観察から活動能力の把握を可能にしているツールです．非常に簡単で短時間で遂行ができ，専門的な知識を必要とせず使えること，そして評価からどのように援助したらよいかわかることがメリットです．他の評価と異なる視点として大きな部分は，活動に対する援助計画のアイデアが得られるところです．

Q 対象者が読書や新聞を読んでいないのですが，必ず観察しなければならないのですか？
A 原則的には PAL チェックリストをすべてつけることで対象者の活動レベルがわかるというのが使用上の取り決めになっています．しかし，無理やり評価をするということは対象者に意味があることでないため，介入が必要な活動をチェックリストから評価して能力を推定するということを臨床で行ってもよいと思います．

Q 対人交流技能はあると思われるが，他者との交流をもちたがらない人はどう考えるのですか？
A PAL チェックリストは推測を入れずに，観察から得られる状態を最も近く示している文章を選ぶことが重要です．そのため，「実際は能力があるのに」という推測でなく，その人の観察を通して，合うレベルを選ぶことが評価としては適切です．

● 文献 ●

1) 宮口英樹（監修）：認知症をもつ人への作業療法アプローチ，メジカルビュー社，2014，pp20-207．
2) 小川真寛・他：回復期リハビリテーション病棟入院中の重度認知症をもつ人への作業の獲得支援―プール活動レベル（PAL）を用いて．作業療法 **34**（3）：335-342, 2015．
3) 小川真寛・他：重度認知症をもつ人へのプール活動レベルを用いた活動の遂行支援．認知症ケア事例ジャーナル **9**：20-27, 2016．
4) Dudzinski E：Using the Pool Activity Level instrument to support meaningful activity for a person with dementia：A case study. *B J Occup Ther*：1-4, 2015. doi：10.1177/0308022615600182
5) Boyd HC et al：Using simple technology to prompt multistep tasks in the home for people with dementia：An exploratory study comparing prompting formats. *Dementia*（*London*）, 2015. doi：

10.1177/1471301215602417
6) Koskela SA et al : Active Residents in Care Homes (ARCH) : study protocol to investigate the implementation and outcomes of a whole-systems activity programme in residential care homes for older people. *Physiotherapyty*, 2015. doi : 10.1016/j.physio.2015.12.001
7) 内田達二・他：認知症をもつ方に対する『Pool 活動レベル（PAL）』チェックリストの信頼性と妥当性に関する予備的研究．投稿中．
8) Wenborn J et al : Assessing the validity and reliability of the Pool Activity Level (PAL) Checklist for use with older people with dementia. *Aging Ment Health* **12** : 202-211, 2008.
9) 小川真寛・他：The Pool Activity Level（プール活動レベル：PAL）のアンケートによる使用経験の調査．日認知症ケア会誌 **12**（1）：186, 2013.

【訳者略歴】

小
お
川
がわ
真
まさ
寛
ひろ

2001 年	広島大学医学部保健学科作業療法学専攻卒業
2003 年	広島大学大学院医学系研究科保健学専攻博士課程前期修了 （保健学修士）
同　年〜	社会福祉法人 IGL 学園福祉会 介護老人保健施設ベルローゼ勤務
2008 年	La Trobe University 留学（オーストラリア）
2009 年〜	医療法人社団明芳会　イムス板橋リハビリテーション病院勤務
2011 年	広島大学大学院保健学研究科保健学専攻博士課程後期修了 （保健学博士）
2014 年	京都大学大学院医学研究科人間健康科学系専攻助教
2017 年	京都大学大学院医学研究科および京都大学医学部附属病院にダブル・アポイントメント制を利用し勤務

【資格等】認定作業療法士，認知症ケア専門士，認知症ケアマッピング上級ユーザー，日本作業療法士協会 認知症作業療法推進委員会委員，京都府作業療法士会 認知症支援委員会委員長

プール活動レベル
認知症をもつ人の活動評価から個別支援まで

ISBN978-4-263-21573-9

2017 年 5 月 25 日　第 1 版第 1 刷発行

原著者　Jackie Pool

訳　者　小 川 真 寛

発行者　白 石 泰 夫

発行所　医歯薬出版株式会社

〒113-8612　東京都文京区本駒込 1-7-10
TEL.（03）5395-7628（編集）・7616（販売）
FAX.（03）5395-7609（編集）・8563（販売）
http://www.ishiyaku.co.jp/
郵便振替番号 00190-5-13816

乱丁，落丁の際はお取り替えいたします　　　印刷・木元省美堂／製本・皆川製本所
Ⓒ Ishiyaku Publishers, Inc., 2017. Printed in Japan

本書の複製権・翻訳権・翻案権・上映権・譲渡権・貸与権・公衆送信権（送信可能化権を含む）・口述権は，医歯薬出版㈱が保有します．
本書を無断で複製する行為（コピー，スキャン，デジタルデータ化など）は，「私的使用のための複製」などの著作権法上の限られた例外を除き禁じられています．また私的使用に該当する場合であっても，請負業者等の第三者に依頼し上記の行為を行うことは違法となります．
JCOPY ＜(社)出版者著作権管理機構 委託出版物＞
本書をコピーやスキャン等により複製される場合は，そのつど事前に(社)出版者著作権管理機構（電話 03-3513-6969，FAX 03-3513-6979，e-mail：info@jcopy.or.jp）の許諾を得てください．